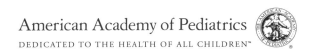

American Academy of Pediatrics
DEDICATED TO THE HEALTH OF ALL CHILDREN™

美国儿科学会
宝宝生病了怎么办
（第3版）

My Child Is Sick!

著　者：〔美〕巴顿·施密特（Barton D. Schmitt）

主　译：韩彤妍

译　者：姜雅楠　王　丹　周　颖　刘子源

　　　　朱巍巍　王子靖　黎　俊　韩彤妍

（译者均来自北京大学第三医院）

北京科学技术出版社

著作权合同登记号　图字：01-2024-0535

图书在版编目 (CIP) 数据

美国儿科学会：宝宝生病了怎么办：第 3 版 /（美）巴顿·施密特（Barton D.Schmitt）著；韩彤妍主译. -- 北京：北京科学技术出版社，2024.7

书名原文：My Child is Sick!

ISBN 978-7-5714-3900-2

Ⅰ. ①美… Ⅱ. ①巴… ②韩… Ⅲ. ①小儿疾病—防治 Ⅳ. ① R72

中国国家版本馆 CIP 数据核字 (2024) 第 090104 号

责任编辑：赵美蓉	电　话：0086-10-66135495（总编室）		
责任校对：贾　荣	0086-10-66113227（发行部）		
图文制作：北京麦莫瑞文化传媒有限公司	网　址：www.bkydw.cn		
责任印制：吕　越	印　刷：北京中科印刷有限公司		
出 版 人：曾庆宇	开　本：700 mm × 1000 mm　1/16		
出版发行：北京科学技术出版社	字　数：382 千字		
社　址：北京西直门南大街 16 号	印　张：22		
邮政编码：100035	版　次：2024 年 7 月第 1 版		
ISBN 978-7-5714-3900-2	印　次：2024 年 7 月第 1 次印刷		

定价：89.00 元

作者声明

书中的信息并不能代替专业的医疗建议，仅供读者参考。对于如何选择使用这些信息，您应该承担全部责任。医生具有最终决定权。如果医生告诉您的信息和本书中的信息不一致，请遵循医生的建议，因为医生更清楚孩子的状况，并且是基于孩子的体检和检查结果做出的决定。您比任何人都更了解自己的孩子。读完本书，如果您对孩子的症状仍旧感到不安，请及时向医生或护士请求帮助。

前言

大多数时候，孩子一切都好，吃得好，睡得也香，一家人幸福快乐，岁月静好。但也许有一天，毫无征兆地，孩子生病或者受伤了，这令家长不知所措：应该立即联系医生，还是去看急诊？可以在家照顾孩子吗？能做些什么来缓解孩子的不适？

本书可以解决这些疑问。

本书有 2 个作用。第一，帮助家长判断孩子的病情，指导什么情况下需要带孩子看医生。第二，帮助家长在家中安全、有效地照顾孩子。

本书包括如下内容。

● 儿童常见的疾病和外伤的情况。孩子们最常出现的症状都囊括其中，家长无须再检索浩如烟海的医学资料。

● 详细列举了哪些情况下需要联系医生，哪些情况下可以放心地在家观察和照顾孩子。本书会指出哪些症状是患病或外伤恢复过程中的正常现象，也会明确指出哪些症状需要引起关注或者需要联系医生。

● 对于每种症状，都给出了具体、详尽的家庭照护建议。家长不必猜测具体怎样做才能让孩子感觉更舒适。

● 常用的非处方药物的剂量和用法。

● 增强家长护理孩子的信心，帮助家长自信地处理那些会带来困扰但并不严重的一般症状。

家长是守护孩子健康的团队中的重要成员。相信家长作为父母的直觉，它是孩子独一无二的守护神。永远不要低估家长的常识和学习处理常见疾病或外伤的潜力。本书可以帮助家长给生病的孩子最好的照顾。

本书使用说明

选择一个章节

选择符合孩子症状的章节。

●如果孩子有不止一个症状，先处理最严重的症状。最严重的症状可能对孩子造成的伤害最大（例如，鼻子出血和头部外伤同时出现时，应该参考第5章"头部外伤"）。如果不确定选哪一章，可以参考多个章节。

●孩子发热时不要只看第1章"发热"，除非孩子除了发热没有其他任何不适。如果孩子同时出现了咳嗽、腹泻或者其他症状，先参考其他相应的章节。

●选择恰当的章节来参考非常重要，因为这可以为家长照顾生病或受伤的孩子提供准确的参考信息。

阅读章节内容

每个章节包括3个部分：定义、什么时候联系医生和照护建议。

●定义。找到相应的章节，先阅读"定义"部分，确定这个章节的内容符合孩子出现的症状。如果不符合，根据"如果有以下情况，请参考其他章节"部分列出的症状，寻找合适的章节。

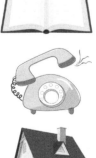

●什么时候联系医生。在"定义"这部分之后，会有自查清单，帮助家长选择恰当的行动。在每种行动建议的下方，详细列举了对应的症状或采取这种行动的原因。请从头到尾阅读每一条信息，不要跳过任何一条。这部分的用途是帮助家长判断孩子的

病情或受伤情况是否严重，如果出现这些症状中的任何一种，请停止阅读，执行清单顶部的行动建议。这个过程被称为自我分诊。

● 照护建议。如果孩子没有任何需要联系医生的症状，可以遵照最后部分列出的家庭照护建议进行，不过需要精心观察，警惕症状加重或出现新的症状。如果孩子的症状加重了，或者家长不确定孩子的症状或者表现，请联系医生。

父母行动：决定需要做什么并立即去做

本书的作用之一是帮助家长判断孩子病情的严重程度，然后根据判断结果采取相应的行动。通过阅读"什么时候联系医生"部分，并结合常识，在下列 6 种方式中选择合适的行动。

● 立即拨打"120"呼叫救护车。

● 立即前往急诊。

● 立即联系医生或者社区护士寻求帮助。

● 在 24 小时内联系医生。

● 在工作时间联系医生。

● 在家照顾生病的孩子。

具体的做法取决于孩子的症状和病情的严重程度。

如果有以下危及生命的紧急情况，请立即拨打"120"（孩子可能需要救护车）

● 呼吸骤停、严重窒息、严重呼吸困难或面色青紫。

● 无法唤醒（昏迷）。

● 抽搐正在发作。

● 严重颈部外伤。

● 无法通过按压停止的严重出血。

如果有以下严重症状，请立即前往急诊

● 骨折或者其他严重外伤。

● 伤口裂开或者切口需要缝合。

● 剧痛或者哭闹不止。

● 孩子看起来行为混乱、不清醒，或者神志不清。

● 脱水：超过 8 小时无排尿、尿色很深、口干或者哭时无泪。

● 呼吸费力、呼吸急促、喘息，或者出现三凹征（每次吸气时肋骨间随之凹陷）。

如果有以下情况，请立即联系医生或社区护士

● 家长认为孩子可能需要面诊医生，但不是十分确定。

● 本书建议联系医生。

● 孩子的症状加重了。

● 家长有关于再次用药、药物使用或者疫苗接种反应方面的疑问。

● 以下是联系社区护士后可能得到的反馈：经过专业训练的护士会帮助决定孩子是否需要面诊医生。如不需要面诊医生，护士会指导家长如何在家照顾孩子，省去面诊医生的麻烦。

● 总结：如果没有紧急情况，可联系护士寻求帮助。

如果有以下情况，请面诊医生

● 护士建议带孩子面诊医生。

● 家长认为孩子需要面诊医生。

● 耳朵感染、链球菌性咽喉感染，或者膀胱感染。

● 预约面诊。

如果有以下情况，可以在家照顾孩子

● 对于大多数病毒引起的感染，可以放心地在家中照顾孩子。

● 不太严重的感冒，伴不太严重的咳嗽、咽痛、鼻塞、呕吐、腹泻和发热症状，可以在家中照顾孩子。

● 对于病毒性感染，不需要应用抗生素。

● 家长的职责是使孩子感到舒适，本书可以指导家长如何去做。

● 本书可以帮助家长节约大量时间，比如路上往返、等候就诊的时间，以免耽误工作。

目录

第 1 部分

发热

第 1 章
发热

定义

► 发热指体温异常升高。

► 本章适用于仅有发热症状的孩子。如果孩子出现以下任一情况，就是发热。

- 直肠（肛门）温度、耳温、前额温度高于 38.0℃。

- 口腔温度高于 37.8℃。

- 腋下温度高于 37.2℃。如果不确定是否测量准确，可以用其他的测量方法复测体温。

► **注意：** 对于 6 个月内的婴儿，耳温测量不准确。

► **注意：** 测量前额温度必须使用电子额温计，使用前额温度指示带测温是不准确的。

如果有以下情况，请参考其他章节

► 如果伴随发热出现其他症状，请参考相应章节。例如，普通感冒（第 15 章）、咳嗽（第 26 章）、咽痛（第 19 章）、耳痛（第 11 章）、鼻窦疼痛或堵塞（第 16 章）、腹泻（第 34 章）、呕吐（第 35 及 36 章）。（**注意：** 如果哭闹是伴随发热的唯一症状，可继续阅读此章。）

► 如果有以下情况，请参考第 57 章 "疫苗接种反应"。

- 发热在接种疫苗后 24 小时内出现。

- 发热在接种麻疹疫苗后 6~12 天出现。

- 发热在接种水痘疫苗后 17~28 天出现。

发热病因

► **概况：** 发热几乎都是由新的感染引起的。病毒感染的可能性是细菌感染的 10 倍以上。数以百计的微生物都可能引起感染，以下列举的只是一些常见的类型。

► **病毒感染：** 普通感冒、流行性感冒和其他病毒感染是常见的发热病因。发热可能是病初 24 小时内的唯一症状。病毒感染的其他症状（流涕、咳嗽、腹泻）可能后续才会出现。幼儿急疹是极端的例子，发热可能是其最初 2~3 天的唯一症状，然后才会出现红色皮疹。

▶ **细菌感染：** 对女孩来说，膀胱感染是其无症状发热常见的原因。

▶ **鼻窦感染：** 这是感冒的并发症，主要表现为感冒好转数天后再次出现发热，同时，鼻塞转为鼻窦区疼痛。鼻涕的颜色对诊断的帮助不大。

▶ **疫苗接种反应引起的发热：** 发热通常在接种疫苗后 12 小时内出现，可能持续 2~3 天。这种疫苗接种反应是正常且无害的，代表疫苗起效了。

▶ **新生儿或小婴儿发热（代表病情严重）：** 如果 3 个月以内的小婴儿出现发热，说明病情可能比较严重，应当尽快看医生。这种发热可能是由败血症（一种血液感染）引起的。这个年龄段的细菌感染可能迅速恶化，需要尽快治疗。

▶ **脑膜炎（非常严重）：** 指的是细菌感染了覆盖大脑和脊髓的膜性结构，主要的症状有颈强直、头痛、意识不清。儿童可能表现为嗜睡或者难以安抚的烦躁。如果没有及早治疗，可能导致脑损伤。

▶ **捂热或中暑：** 这种发热通常是低热，可能发生于气温较高或者穿得太多的时候。当降低环境温度，比如到凉爽的环境中、解开包被，体温可以在数小时内降至正常。这种发热在剧烈运动时也可能出现，休息和补充水分后，发热症状会很快消失。

▶ **出牙不会引起发热：** 研究表明牙齿萌出的时候不会引起发热。

发热和哭闹

▶ 发热本身不应引起过多的哭闹。

▶ 发热的孩子如果频繁哭闹，通常是由于存在持续的疼痛。

▶ 隐藏的病因可能是耳朵感染、肾炎、咽痛或脑膜炎。

幼儿急疹：幼儿出现不明原因发热的常见病因

▶ 绝大多数孩子在 6 月龄至 3 岁期间都会得幼儿急疹。

▶ **病原：** 人类疱疹病毒 6 型。

▶ **典型症状：** 持续高热 3~5 天，无皮疹或其他症状。

▶ **皮疹：** 粉色、与皮肤表面齐平的小皮疹，主要分布于胸腹部，对称分布，扩散至面部。

- 皮疹通常在退热后 12~24 小时出现。
- 皮疹持续 1~3 天。
- 很多孩子出疹的时候可能症状轻微或看起来完全正常。

正常体温范围

▶ **直肠温度：** 平均温度为 37.0℃。早晨可能低至 36.0℃，晚上可能高至 37.9℃，都属正常范围。

▶ **口腔温度：** 平均温度为 36.5℃。早晨可能低至 35.5℃，晚上可能高至 37.7℃，都属正常范围。

什么时候联系医生

如果有以下情况，请立即拨打"120"（孩子可能需要救护车）

▶ 无法行走或非常虚弱以致无法站立。

▶ 无法唤醒。

▶ 严重的呼吸困难（每次呼吸都很费力，或者说不出话、哭不出来）。

▶ 皮肤青紫或者出现血色花斑。

▶ 孩子有危及生命的紧急情况。

如果有以下情况，请立即前往急诊

▶ 颈强直，下颌不能触到胸部。

▶ **年龄：** 1 岁以内的孩子出现囟门膨出或者隆起。

▶ 很难唤醒。

▶ 发热伴有抽搐。

▶ 在醒着的时候意识不清。

▶ 行为或言语混乱。

如果有以下情况，请立即联系医生（无论白天还是晚上）

▶ 呼吸困难，但不是很严重。

▶ 吞咽液体（包括唾液）困难。

▶ **年龄：** 12 周龄以内的孩子出现任何程度的发热（**注意：** 在就诊前不要给孩子用

任何退热药）。

▶ 发热超过 40.0℃。

▶ 伴有超过 30 秒的寒战。

▶ 持续哭闹无法安抚，触碰或移动孩子都会导致哭闹。

▶ 胳膊或腿不能正常活动。

▶ 出现脱水的迹象（比如超过 8 小时无排尿、尿色深、口干、哭时无泪）。

▶ 排尿疼痛或有烧灼感。

▶ 免疫缺陷（如镰状细胞病、艾滋病、癌症、器官移植或者口服类固醇）。

▶ 孩子看起来非常虚弱。

▶ 孩子有其他需要面诊医生的紧急情况。

如果有以下情况，请在 24 小时内联系医生

▶ **年龄**：3~6 月龄的婴儿出现发热。

▶ **年龄**：6~24 月龄的婴幼儿发热超过 24 小时且没有其他症状（比如咳嗽或者腹泻）出现。

▶ 发热超过 3 天。

▶ 退热 24 小时后再次出现发热。

▶ 近期曾前往高风险地区或者国家旅游。

▶ 孩子存在其他不紧急但需要面诊医生的情况。

如果有以下情况，请在工作时间联系医生

▶ 家长有其他待解决或者担心的问题。

如果有以下情况，可以在家护理

▶ 发热而不伴其他症状，病情轻微。

照护建议

❶ 关于发热，家长应该知道的事情

　　■ 出现发热，说明孩子出现了新的感染。

　　■ 大多数时候，发热是由病毒感染引起的。

　　■ 直到其他症状出现，可能才能找到发热的病因，这可能需要等待 24 小时。

■ 大部分的发热对生病的孩子是有益的，这可以帮助机体战胜感染。

■ 以下知识可以帮助家长正确看待孩子发热的状况。
- **轻度发热：**体温在 37.8~39.0℃，是有益的、可以接受的范围，不需要特殊治疗。
- **中度发热：**体温在 39.0~40.0℃，是有益的，如果引起不适，可予以治疗。
- **高热：**体温在 40.0~41.1℃，无害但通常会引起不适，建议予以治疗。
- **超高热：**体温在 41.1~42.2℃，极少出现，需要重视并予以降温。
- **危险的高热：**体温超过 42.2℃，这种发热本身是有害的。

❷ 发热的治疗方法：补充液体

■ 补充液体本身就能帮助退热（**原因：**充分补充水分可以帮助皮肤散发热量）。

■ 多喝水或者其他液体，凉的液体更佳。对于 6 个月内的婴儿，只给额外的配方奶或者母乳。

■ 对于所有的孩子，除非在打寒战，否则只需穿单层轻便的衣服（**原因：**帮助皮肤散发热量）。**注意：**如果 1 岁以内的婴儿出现发热，千万不要穿太多或者用包被裹着（**原因：**婴儿比年长的儿童更容易发生捂热）。

■ 对于体温在 37.8~39.0℃ 的发热，很少需要用退热药。这个范围内的发热通常不会引起不适，且发热有助于机体战胜感染。

■ **例外的情况：**如果孩子伴有疼痛，可予以治疗。

❸ 退热药

■ 仅在发热引起不适时，才需要治疗。大部分情况下，发热超过 39.0℃ 会引起不适。出现寒战的时候可以用药，出现寒战意味着体温正在上升。

■ 发热超过 39.0℃ 时，可予以对乙酰氨基酚（如泰诺林）或者布洛芬（如美林）退热。

■ **治疗目标：**把体温降到孩子感到舒适的范围。多数情况下，退热药可以使体温下降 1.0~1.5℃，不一定降到正常范围。退热药可能需要 1~2 小时见效。

■ 避免使用阿司匹林（**原因：**有发生瑞氏综合征的风险，这是一种罕见但非常严重的脑部疾病）。

■ 避免同时使用对乙酰氨基酚和布洛芬（**原因：**不需要且有用药过量的风险）。

❹ 温水擦拭身体

■ **注意：**温水擦拭身体是处理高热的方法之一，但不是必需的，一般不需要这样做。

- **什么时候可以使用：** 发热超过 40.0℃ 且不能通过退热药降温。使用退热药后1 小时以上再用这种方法。
- **如何实施：** 用浸润了温水（29.4~32.2℃）的海绵或者毛巾擦拭全身 20~30分钟。
- 如果孩子开始打寒战或者觉得冷，停止使用这种方法，或者升高水温。
- **注意：** 不要使用酒精擦拭剂（**原因：** 可能导致昏迷）。

❺ 返校

- 孩子退热后，自我感觉良好，可以参加正常活动，就可以回到学校或幼儿园了。

❻ 预期康复过程

- 由病毒感染引起的发热，体温一般在 38.3~40.0℃。
- 发热可能持续 2~3 天。
- 大部分的发热是无害的。

❼ 如果有以下情况，请联系医生

- 孩子看起来非常虚弱。
- 出现任何严重的症状，比如呼吸困难。
- 发热超过 40.0℃。
- 12 周龄以内的孩子出现任何程度的发热都应当看医生。
- 2 岁以内的孩子发热超过 24 小时且没有其他症状出现，需要看医生。
- 持续发热超过 3 天（即 72 小时）。
- 孩子病情恶化。
- 家长认为孩子应当面诊医生。

　　记住，如果孩子出现上述"联系医生"中的任一情况，请及时联系医生。

第 2 章
关于发热的流言与真相

定义

▶ 发热指的是体温达到或超过 38.0℃。

▶ 发热是一种症状，而不是疾病。

▶ 当孩子出现新的感染时，就有可能出现发热。

▶ 发热有助于免疫系统战胜感染。

▶ 这一章会帮助家长了解发热的真相。

发热恐惧症

▶ 家长通常认为发热会伤到孩子，当孩子发热时，家长可能十分焦虑甚至睡不着觉，这就是发热恐惧症。

▶ 事实上，发热一般是无害的。

关于发热的流言

▶ 所有的发热都对孩子有害。

▶ 发热会造成大脑损伤。

▶ 任何人高热都会导致抽搐。

▶ 发热时体温很高，代表病情很严重。

▶ 针对所有的发热，都需要给予退热药。

▶ 如不治疗，发热会一直持续。

▶ 如果发热时体温降不下来，说明病情很严重。

▶ 退热可以帮助机体更快地康复。

照护建议

关于发热，家长应该知道的真相

❶ **发热指的是体温达到或超过 38.0℃。**

❷ **体温低于 38.0℃时可能是正常的。** 在一天之中，人的体温会在白天逐渐升高，并在夜间及凌晨逐渐下降，这不是发热。不要对正常的情况进行错误的治疗。

❸ **体温在 38.0~39.0℃属轻度发热。** 许多医生和护士称之为"有益的发热"。

❹ **发热有助于机体战胜感染。** 发热会调动机体的免疫系统，这是所有动物的防御性反应。体温在 37.8~40.0℃可以帮助生病的孩子恢复得更快。

❺ **高热指的是体温达到 40.0~41.1℃。** 虽然我们称之为高热，但它通常是无害的。

❻ **由感染引起的发热体温通常在 40.0℃以下。原因：** 大脑里有体温调控系统，可以把体温维持在最佳水平，帮助机体对抗病菌。体温有时会高达40.6℃，但这也是无害的。大脑知道什么时候体温过高。

❼ **由感染引起的发热本身不会造成大脑损伤。** 只有发热超过 42.2℃时，才可能造成大脑损伤，但这种状况非常罕见。只有人为原因才可能导致体温这么高，比如在炎热的天气把孩子遗忘在密闭的车里。

❽ **发热诱发抽搐发作的现象并不常见。** 只有约 4% 的孩子可能会在发热时伴有抽搐。这类抽搐虽然看起来很可怕，但多数情况下会在 2 分钟内停止，也不会导致永久性损伤，如学习障碍或者无热抽搐。

❾ **由病毒感染引起的发热通常会持续 2~3 天。** 如使用退热药后过了药效维持的时间，发热可能会再次出现，这是正常现象。只有机体战胜了病毒，才会退热且不再复发。多数情况下，退热是在生病的第 3 天或第 4 天。

❿ **如果孩子自我感觉良好，但摸起来热热的，他很可能并没有发热。** 很多情况下，孩子都可能摸起来热热的。比如玩过头了、哭闹得厉害、刚从温暖的被窝里出来，或者天气很热。这些情况会导致孩子通过皮肤散热，孩子皮

肤的温度在活动结束 20 分钟后才会恢复正常。

⓫ **如果孩子看起来病了，且摸起来热热的，他很可能真的发热了**。请测量孩子的体温，不过不需要频繁或者持续地测量。

⓬ **总结：多观察孩子，而非体温计的读数**。孩子的状态是最重要的，准确的体温值并不重要。如果孩子看起来非常虚弱，那么孩子的病情可能非常严重。发热程度本身能提示的信息很少，病毒感染和细菌感染都可能导致高热。

治疗发热：什么时候用退热药

❶ **对于发热何时需要治疗，医生和护士的意见不太一致。**

❷ **只有发热引起不适时，才需要使用退热药治疗**。除非体温超过 40.0℃，否则多数情况下，发热不会引起任何不适。低热时的不适可能是由某些疼痛（比如咽痛）引起的。

❸ **体温超过 39.0℃，再用退热药**。记住，发热有助于机体战胜感染。

❹ **仅使用一种退热药**。使用对乙酰氨基酚（如泰诺林）或者布洛芬（如美林），并按正确的剂量使用。不要同时服用 2 种退热药。**原因：没必要**。记住，发热有助于机体战胜感染。

❺ **使用退热药后，多数情况下体温可以下降大约 1.0℃**。体温通常不能降到正常范围，这是正常现象。当退热药药效过后，发热会再次出现，这也是正常现象。

❻ **如果医生指导的处理发热的方法与上述不同，请遵医嘱。**

❼ **如有任何疑问或者担心的情况，请联系医生。**

　　总结：时刻记住，发热有助于机体战胜感染，发热不是件坏事。

第 3 章
关于发热：如何测量体温

定义

哪些情况说明孩子发热了

▶ 直肠（肛门）温度、耳温、前额温度高于 38.0℃。

▶ 口腔温度高于 37.8℃。

▶ 腋下温度高于 37.2℃。如果不确定是否测量准确，可以用其他的测量方法复测体温。

▶ **注意**：对于 6 个月内的婴儿，耳温测量不准确。

测量体温的部位

▶ 直肠温度是最准确的，前额温度次之。在正确测量的情况下，口腔温度和耳温也比较准确。相对而言，腋窝测温是最不准确的。对于任何年龄段的孩子，都可以测腋温。

▶ **年龄**：对于 3 个月内的孩子，测腋温是最安全的，也是最适于监测体温的方法。如果腋温超过 37.2℃，建议测直肠温度复核（**原因**：如果小婴儿出现发热，需要立即看医生）。最新研究显示，对于 3 个月内的孩子，测量额温也是准确的。

▶ **年龄**：对于 3 月龄至 4 岁的孩子，直肠测温或者电子额温计测温是准确的。耳温计也适用于 6 个月以上的孩子。如果测量方法正确，腋温可以用于监测体温。

▶ **年龄**：对于 5 岁以上的儿童，测量口腔温度也是安全的。测量耳温和额温也是不错的方法。

▶ 电子体温计在商店里很容易就能买到，而且也便宜，可以用于测量直肠温度、腋温、口腔温度。大多数电子体温计都能在 10 秒甚至更短时间内测出准确的温度值。美国儿科学会建议以此代替玻璃体温计。

如何测量直肠温度

▶ **适用年龄：**新生儿到 4 岁儿童。

▶ 让孩子俯趴在家长的腿上，或者让孩子仰卧位把腿抱到胸前。

▶ 在体温计末端和肛门处涂一些润滑剂。

▶ 将体温计轻轻地滑入肛门，不要超过 2.5 cm。如果宝宝小于 6 个月，不要超过 1.3 cm。以刚好看不到银色末端为可。一定要轻轻地送入，这个过程应当是没有任何阻力的，如果有阻力，立即停下。

▶ 让孩子保持不动，等待电子示数上升，直至发出"嘀"的响声（大约 10 秒）。

▶ 如果直肠温度高于 38.0℃，说明孩子发热了。

如何测量腋下温度

▶ **适用年龄：**任何年龄。

▶ 把体温计的末端放在腋窝处。确定腋窝干燥后再测量。

▶ 让孩子把肘部贴在胸壁，夹紧腋窝，直到体温计发出"嘀"声（大约 10 秒）。体温计的末端必须完全埋在腋窝里。

▶ 如果腋温超过 37.2℃，说明孩子发热了。如果对此存疑，可以测量直肠温度或者额温。

如何测量口腔温度

▶ **适用年龄：**4 岁及以上儿童。

▶ 如果孩子刚喝过冷水或者热水，需要等待 30 分钟再测。

▶ 把体温计放在舌下，末端指向背侧。正确的位置对测温非常重要。

▶ 让孩子用嘴唇和手固定住体温计，含住而非用牙齿咬住，保持嘴唇紧闭，直到体温计发出"嘀"声（大约 10 秒）。

▶ 如果温度高于 37.8℃，说明孩子发热了。

如何使用电子奶嘴式体温计

▶ **适用年龄：**新生儿至 1 岁婴幼儿。只适用于监测体温。需要孩子一直吸吮着，但这很难办到。

▶ 让宝宝吸吮着奶嘴式体温计，直到发出"嘀"声（大约 10 秒）。

▶ 如果温度高于 37.8℃，说明孩子发热了。

如何测量耳温

▶ **适用年龄：**6 个月以上的孩子（对于 6 个月以下的婴儿，这种测量方法不准确）。

▶ 这种电子体温计的原理是读取耳朵鼓膜发出的红外线。

▶ 需要把耳道向后外牵拉才能测得准确的温度。如果孩子大于 1 岁，需要向后上牵拉。

▶ 把耳温探头末端指向对侧眼角和耳垂连线的中点。

▶ 家长喜欢用这种体温计，因为它不到 2 秒就能读数，不需要孩子配合，也不会引起任何不适。

▶ **注意：**在寒冷的室外，这种方法测得的温度会偏低，需要回到室内 15 分钟后再测体温。耳屎、耳道感染、放置引流管不会影响测温的准确性。

如何测量额温（颞动脉温度）

▶ **适用年龄：**任何年龄。

▶ 这种电子体温计的原理是读取颞动脉发出的红外线。这根血管就走行在前额的皮肤下。

▶ 把传感器放在前额中央位置。

▶ 将体温计慢慢从额头向一侧耳朵顶部滑动，保持体温计与皮肤接触（**注意：**一些新式额温计不需要在前额滑动，请参考体温计说明书）。

▶ 当到达发际线时停止滑动。

▶ 读取显示屏上的读数。

▶ 在诊所，电子额温计比其他体温计常用。

▶ 家长喜欢用这种体温计，因为不到 2 秒就能读数，不需要孩子配合，也不会引起任何不适。

▶ **注意：**额温测量必须使用电子体温计，额温指示带是不准确的。

第4章
传染病的感染暴露问题和图表

▶ 这一章包括常见传染病的传播问题，以及感染后隔离的问题。

▶ **潜伏期：** 指的是接触病原后到出现症状之前的时间。

▶ **传染期：** 指患者具有传染性的时间。一般来说，过了传染期，孩子就可以返校或者去幼儿园了。

▶ **不会传染给他人的感染：** 多数常见的细菌感染不会传染给他人，比如耳部、鼻窦、膀胱、肾盂的感染。大部分儿童肺炎也不会传染给他人，但也有一些例外，医生会准确告知家长。性传播疾病通常不会传染给儿童。不过，如果与携带者有性接触或者共用浴室，也可能发生传播。

表 4.1　感染暴露

疾病名称	潜伏期 / 天	传染期
皮肤感染 / 皮疹		
水痘	10~21	从皮疹出现前 2 天开始至所有皮疹结痂（6~7 天）
第五病（传染性红斑）	4~14	从皮疹出现前 7 天开始至皮疹出现
手足口病	3~6	从皮疹出现开始直到热退。如果有广泛水疱，须等到所有水疱干燥（6~7 天）
脓疱疮（链球菌或金黄色葡萄球菌）	2~5	脓疱出现至抗感染后 24 小时
虱	7	从瘙痒症状出现至治疗 1 次后
麻疹	8~12	从皮疹出现前 4 天开始至出疹后 4 天
幼儿急疹	9~10	从发热开始至热退后 24 小时
风疹	14~21	从皮疹出现前 7 天开始至出疹后 5 天
疥	30~45	从皮疹出现开始至治疗 1 次后
猩红热	3~6	从发热或出疹开始至抗生素治疗后 12 小时且热退
带状疱疹 [a]	14~16	从出疹开始到所有皮疹结痂（大约 7 天）[b]
疣	30~180	传染性微弱 [c]

续表

疾病名称	潜伏期 / 天	传染期
呼吸道感染		
支气管炎	4~6	咳嗽出现后 7 天左右
普通感冒	2~5	从流涕开始到热退
唇疱疹	2~12	取决于年龄 [d]
病毒性咳嗽或喉炎	2~5	从咳嗽开始至热退
新型冠状病毒肺炎	2~10	从症状出现开始至热退，从起病始至少 10 天，且症状得到改善
流行性感冒	1~2	从症状出现开始至热退后 24 小时
链球菌性咽炎	2~5	从咽痛开始至抗生素治疗后 12 小时且热退
病毒性咽炎	2~5	从咽痛开始至热退
肺结核	6~24 个月	从结核病症状出现开始至药物治疗至少 2 周后 [e]
百日咳	7~10	从流涕开始至抗生素治疗 5 天后
胃肠道感染		
细菌性腹泻	1~5	从腹泻症状出现开始至粪便成形 [f]
贾第鞭毛虫	7~28	从腹泻症状出现开始至粪便成形 [f]
旅行者腹泻	1~6	从腹泻症状出现开始至粪便成形 [f]
病毒性腹泻(比如轮状病毒)	1~3	从腹泻症状出现开始至粪便成形 [f]
甲型肝炎	14~50	从黄疸出现前 2 周开始至黄疸完全消退（7 天）
蛲虫	21~28	很少传染 [c]
病毒性呕吐	2~5	从呕吐症状出现开始至症状消失
其他感染		
传染性单核细胞增多症	30~50	从发热开始至热退（7 天）
细菌性脑膜炎	2~10	从症状出现前 1 天开始至静脉使用抗生素后 24 小时
病毒性脑炎	3~6	症状出现后 1~2 周
流行性腮腺炎	12~25	从腮腺肿胀出现前 5 天开始至肿胀消退（7 天）
病毒性结膜炎	1~5	传染性小 [c]
细菌性化脓性结膜炎	2~7	从流脓开始至抗生素滴眼液治疗 1 天后

注：[a] 带状疱疹具有传染性，但会导致接触者患水痘，而非带状疱疹。

　　[b] 如果可以遮蔽溃疡，则无须隔离。

　　[c] 待在家里是不必要的。

^d 6岁以内：直到唇疱疹干燥（4~5天）。如果皮疹位于身体上可以遮盖的部位，则无须隔离。6岁以上：如果不发生抓挠，则无须隔离。

^e 大多数儿童结核病不会传染。

^f 待在家里，直到热退、腹泻症状减轻、血便和黏液消失，经过如厕训练的孩子可以控制排便。志贺菌和大肠杆菌 o157 的感染者需要采取其他的隔离措施，请咨询医生了解出行限制。

第 2 部分

头部或脑部症状

第 5 章
头部外伤

定义

▶ 头部遭受外伤。

▶ 包括头皮、颅骨和脑部。

头部外伤的分类

▶ **头皮损伤:** 大部分的头部外伤比如划伤、刮伤、挫伤、肿胀,只损伤到头皮。儿童在成长过程中,由于跌倒或者撞击伤到头部是很常见的,尤其是在学习走路的阶段。头皮区域由于血运丰富,轻伤也可能导致肿块或瘀青出现,小的划伤也可能导致大量出血。由于血液受重力影响向下沉降,前额的挫伤可能会在受伤后 1~3 天导致黑眼圈。(**注意:**头皮的肿胀不意味着大脑有任何肿胀。头皮和大脑并不相连,它们之间隔着颅骨。)

▶ **颅骨骨折:** 只有 1%~2% 的孩子在头部外伤后可能发生颅骨骨折。大部分情况下,颅骨骨折除了头痛没有其他症状,头痛从头部被撞击的部位开始。大部分的颅骨骨折不伴有任何大脑损伤,也容易康复。

▶ **脑震荡:** 脑震荡是一种脑损伤,它会在短期内影响大脑工作。脑震荡通常是由脑部的突然撞击或摇晃造成的。大多数儿童头部被撞不会引起脑震荡。脑震荡的常见症状是受伤后的短暂昏迷或者记忆丧失,其他症状包括头痛或呕吐,有时也会出现头晕或眩晕。不一定非要昏迷才会被诊断为脑震荡。发生脑震荡后,一些孩子会出现持续症状,包括头痛、头晕、思考困难,也可能会出现学习障碍或情绪改变。这些症状可能持续数周。

▶ 严重的脑损伤并不常见,比如脑出血、大脑内部的淤血或血肿。以下症状提示可能有严重的脑损伤。

- 难以唤醒或保持清醒状态。

- 行为或言语混乱。

- 发音不清。

- 四肢无力。
- 走路不稳。

▶ 这些症状非常严重，一旦出现，需要拨打"120"求救。

脑震荡治疗

▶ 治疗脑震荡需要让大脑和身体都需要得到休息。

▶ 让大脑休息，指的是逐渐恢复正常学习和返校上课。

▶ 让身体休息，指的是逐渐恢复日常活动和健身。

▶ 如果症状再次出现，孩子需要回到之前的脑力和体力活动强度，24 小时后再尝试加大活动强度。

▶ 对于运动员，需要制订一个循序渐进的康复计划，运动员应在医生或者教练的看护下按计划逐步地恢复练习。

▶ 对于初中及以上阶段的运动员，应当进行基线认知功能的评定。如果再次出现脑震荡，可以再次进行测试，从而判断在返回训练前记忆力和反应能力是否已经恢复正常。

疼痛量表

▶ **轻度：**孩子感觉疼痛并告知家长，但是这种疼痛不影响孩子参加任何日常活动，上学、玩耍、睡眠都不会受到影响。

▶ **中度：**疼痛导致孩子不能参加正常的日常活动，夜间可能会被疼醒。

▶ **重度：**疼痛得非常厉害，孩子不能参加任何日常活动。

针对出血的急救方法

▶ 把纱布垫或干净的软布放在伤口上。

▶ 用力按压正在流血的地方。

▶ 这种方法被称为直接压迫止血法，这是止血的最好方法。

▶ 持续用力直至出血停止。

▶ 如果出血没有停止，换一个稍微不同的部位继续按压。

怀疑脊柱受伤时的急救方法

▶ 在医护人员安装好脊椎板之前，不要移动孩子。

什么时候联系医生

如果有以下情况，请立即拨打"120"（孩子可能需要救护车）

► 抽搐发作。

► 昏迷超过 1 分钟。

► 颈部不能正常活动（**注意**：保护并固定好孩子颈部，不要擅自移动）。

► 很难唤醒。

► 出现行为或言语混乱，或发音含糊不清。

► 走路不稳或四肢无力。

► 无法止住的大出血。

► 孩子有危及生命的紧急情况。

如果有以下情况，请立即前往急诊

► 怀疑轻度脑震荡（清醒但不警觉、注意力不集中或反应迟钝）。

► 头部受伤后颈部疼痛。

► 昏迷不到 1 分钟。

► 出现过思维混乱、口齿不清、走路不稳或四肢无力的症状，但目前情况尚好。

► 持续 5 分钟以上的视物模糊。

► 由高速冲击造成的伤害（车祸）。

► 呕吐 2 次及以上。

► 剧烈头痛或哭闹不止。

► 记不起发生了什么，也记不住刚发生的事情。

► 伤口又大又深，需要缝很多针。

如果有以下情况，请立即联系医生（无论白天还是晚上）

► **年龄**：1 岁以内的孩子。

► 皮肤撕裂或裂开，可能需要缝合。

► 直接按压 10 分钟后出血没有停止。

► 出现大肿块（直径大于 2.5 cm）。

► 颅骨上有明显的凹痕。

▶ 被坚硬的物体（如高尔夫球杆）击打。

▶ 从危险的高处坠落。

▶ 孩子受了重伤。

▶ 孩子情况紧迫，需要看医生。

如果有以下情况，请在 24 小时内联系医生

▶ 头痛持续超过 24 小时。

▶ 孩子情况不紧迫，但是需要看医生。

如果有以下情况，请在工作时间联系医生

▶ 伤口污染且注射破伤风疫苗的时间超过了 5 年。

▶ 伤口较清洁，但注射破伤风疫苗的时间超过了 10 年。

▶ 家长有其他疑问或者担心的事情。

如果有以下情况，可以在家护理

▶ 轻微的头部外伤。

照护建议

❶ 关于轻度头部外伤，家长应该知道的事情

■ 大多数时候，头部外伤只会导致头皮肿胀或挫伤。

■ 主要症状是疼痛。

■ 头皮肿胀并不意味着大脑有肿胀。头皮和大脑是不相连的，它们之间隔着颅骨。

■ 颅骨可以保护大脑不受伤害。

■ 头皮受轻伤时，也可能会出现大的肿块或瘀斑，这是正常现象（**原因**：头皮有大量的血液供应）。

■ 脑震荡是一种脑损伤，大多数情况下恢复良好。

❷ 伤口护理

- 如果有刮伤或割伤，用肥皂水清洁伤口。
- 对于任何出血，都可以使用直接压迫止血法。用纱布垫或清洁的软布按压伤口 10 分钟或更长时间直到出血停止。

❸ 冷敷肿胀部位

- 用湿布包裹的冷敷包或冰袋，在肿胀的地方冷敷 20 分钟。
- **原因**：防止形成大的肿胀包块（"鹅蛋大小"），还有助于缓解疼痛。
- 1 小时内多次冷敷，之后根据需要进行。

❹ 2 小时内密切观察孩子情况

- 在受伤后 2 小时内，密切关注孩子的情况。
- 让孩子躺下休息，直到所有症状都消失（**注意**：常见症状是轻度头痛、轻度头晕和恶心）。
- 如果孩子想睡觉，就让他睡觉，但要确保家长在身边。
- 2 小时后叫醒孩子，检查孩子是否清醒并认得家长。此外，检查孩子是否能正常说话和走路。

❺ 饮食：从清水开始尝试

- 最初只提供清水供饮用，以防孩子呕吐。
- 2 小时后可以尝试日常饮食。
- **例外情况**：对于婴儿，可以继续母乳喂养或配方奶粉喂养。

❻ 止痛药

- 为了缓解疼痛，可以服用对乙酰氨基酚（如泰诺林）或者布洛芬（如美林）。按需使用。
- **例外情况**：受伤后 2 小时内未出现呕吐才给药。
- **注意**：千万不要给儿童和青少年服用阿司匹林（**原因**：会增加出血风险）。

❼ 第一晚的特殊注意事项

- 晚上和孩子睡在同一个房间里。
- **原因**：如果出现问题，家长在孩子身边能第一时间发现。可能出现的问题包括严重头痛、呕吐或意识模糊。此外，注意观察孩子行为的任何改变。

■ **选择：** 如果家长还是很担心，可以晚上叫醒孩子 1 次，检查他走路和说话怎么样。

■ 24 小时后，恢复平时的睡眠安排。

❽ 预期康复过程

■ 大多数时候，头部外伤只会导致头皮损伤。

■ 头痛通常在 24 小时内消失。

■ 撞击部位的头皮疼痛可能持续 3 天。

■ 肿胀可能需要 1 周才能消失。

❾ 如果有以下情况，请联系医生

■ 疼痛或哭闹变得严重。

■ 呕吐 2 次及以上。

■ 孩子很难唤醒或者昏昏欲睡。

■ 走路或说话不正常。

■ 头痛持续时间超过 24 小时。

■ 家长认为孩子需要看医生。

■ 病情恶化了。

> 记住，如果孩子出现上述"联系医生"中的任一情况，请及时联系医生。

第 6 章
头痛

定义

▶ 头部疼痛或不适。

▶ 包括前额到脑后部位。

如果有以下情况，请参考其他章节

▶ 最近 3 天内头部受过伤，参见第 5 章"头部外伤"。

▶ 眼睛或颧骨周围疼痛，参见第 16 章"鼻窦疼痛或堵塞"。

急性头痛的原因

▶ **病毒感染**：大多数急性头痛是病毒感染的表现，常见的病因是流行性感冒。这种头痛可能与发热程度有关。大多数情况下，头痛会持续几天。

▶ **饥饿性头痛**：大约 30% 的人在饥饿时会感觉头痛，进食后 30 分钟内症状消失。

▶ **头部外伤**：大多数只会导致头皮受伤。头部外伤会导致头皮上某一处持续几天的疼痛。如果出现严重的、更深的或整个头部的疼痛，需要联系医生。

▶ **额窦感染**：可能会导致眉弓上方前额的疼痛，其他症状还有鼻塞和鼻后滴漏。10 岁前罕见（**原因**：额窦尚未形成。其他鼻窦感染会引起面部疼痛，而非头痛）。

▶ **脑膜炎（非常严重）**：覆盖脊髓和大脑的膜性结构发生了细菌感染，主要症状是颈强直、头痛、意识模糊和发热。年幼的孩子可能表现为无精打采或者难以安抚的烦躁。如果不及早治疗，可能会导致脑损伤甚至死亡。

▶ **其他常见原因**：据报道，剧烈运动、明亮的光线照射、吹奏乐器和嚼口香糖都可能引起头痛；严重咳嗽也可能引起头痛；进食冰冷的食物或饮料可能引发冰激凌头痛。最疼部位位于双眼之间（鼻梁处）。

复发性头痛的原因

▶ **紧张性头痛：**最常见的头痛类型。紧张性头痛会使人感到头部紧绷，颈部肌肉也会变得僵硬和紧绷。长时间保持固定的姿势可能会导致紧张性头痛，比如长时间阅读或使用计算机。有些孩子会因为压力或担忧而出现紧张性头痛，可能的诱发因素包括学业压力或者家庭纷争。

▶ **偏头痛：**很严重、非常痛苦，会导致孩子无法参加正常的活动。偏头痛是搏动痛，通常只发生在一侧。症状可能突然发作、突然停止，约 80% 的病例伴有呕吐或恶心的症状。灯光和声音刺激可能会让病情更糟，所以大多数孩子都想在黑暗且安静的房间里休息。偏头痛有家族遗传性（基因易感性）。

▶ **学校恐惧症：**头痛主要发生在上学日的早晨，孩子头痛而难以上学。由于疼痛阈值较低，这种头痛是真实存在的。

▶ **反跳性头痛：**由过量使用止痛药引起的，常见于非处方药的使用。一些止痛药中含有咖啡因，可能会起到一定的作用。治疗方法是以正确的剂量服用止痛药。

▶ **视觉头痛：**视力差和用力看黑板会导致眼睛疼痛，有时也会引起肌肉紧张性头痛。戴眼镜很少能解决问题，同时还会引起眼部疼痛。

疼痛量表

▶ **轻度：**孩子感觉疼痛并告知家长，但是不影响孩子参加任何日常活动，上学、玩耍、睡眠都不会受到影响。

▶ **中度：**疼痛导致孩子不能参加正常的日常活动，夜间可能会被疼醒。

▶ **重度：**剧烈疼痛，孩子不能参加任何日常活动。

什么时候联系医生

如果有以下情况，请立即拨打"120"（孩子可能需要救护车）

▶ 难以唤醒或昏迷。

▶ 行为或言语混乱。

▶ 身体一侧的手臂或腿部无力。

▶ 孩子有危及生命的紧急情况。

如果有以下情况，请立即前往急诊

▶ 走路不稳。

▶ 颈强直，下颌不能触及胸部。

▶ 持续的剧烈疼痛（孩子不能活动或做任何事情）。

▶ 服用偏头痛药物并入睡后仍然有严重的偏头痛症状。

如果有以下情况，请立即联系医生（无论白天还是晚上）

▶ 呕吐。

▶ 视物模糊或重影。

▶ 孩子看起来很不舒服。

▶ 孩子有紧急的状况，需要看医生。

如果有以下情况，请在 24 小时内联系医生

▶ 发热。

▶ 额窦性疼痛（不仅仅是鼻塞）。

▶ 眼睛周围疼痛肿胀。

▶ 孩子需要看医生，但情况并不紧迫。

如果有以下情况，请在工作时间联系医生

▶ 头痛持续超过 24 小时而没有其他症状。

▶ 怀疑偏头痛，但未确诊。

▶ 咽痛持续 48 小时以上。

▶ 任何持续 3 天以上的头痛。

▶ 头痛经常发生。

▶ 家长有其他问题或担忧。

如果有以下情况，可以在家护理

▶ 轻度头痛。

▶ 像过去一样的偏头痛。

照护建议

轻度头痛的治疗

❶ 关于轻度头痛，家长应该知道的事情

- 头痛在一些病毒感染中很常见。大多数情况下，症状会在 2~3 天内消失。
- 像成人一样，儿童可能会出现不明原因的头痛。症状通常会在几个小时内或者至多 1 天消失。
- 任何人都可能出现的复发性头痛大多数是紧张性头痛。

❷ 止痛药

- 为了缓解疼痛，可以服用对乙酰氨基酚（如泰诺林）。
- 另一种选择是布洛芬（如美林）。
- 按需使用。
- 退热有助于缓解由发热引起的头痛。

❸ 食物可能有帮助

- 如果孩子饿了，给他果汁或食物。
- 如果孩子超过 4 小时没有吃东西，可以给他一些食物。
- **原因**：饥饿会导致孩子头痛。

❹ 躺下休息

- 在安静的地方躺下放松，直到感觉好些。

❺ 冷敷

- 在额头上放冰袋或冰冷的湿巾。
- 持续 20 分钟。根据需要可以重复进行。

❻ 拉伸颈部肌肉

- 伸展和按摩僵硬的颈部肌肉。

❼ 预防紧张性头痛

■ 如果有什么事困扰着孩子，请他说出来，帮他摆脱烦恼。

■ 教会孩子在学习过程中注意休息，在孩子休息时间帮助他放松。

■ 告诉孩子充足的睡眠很重要。

■ 有些孩子可能会为了取得更好的成绩而感到压力倍增，这可能会导致头痛。如果孩子出现这种情况，帮助他找到更好的平衡。

■ **注意：** 频繁的头痛通常是由过多的压力或忧虑引起的。请务必为孩子安排 1 次体检。

❽ 如果有以下情况，请联系医生

■ 头痛变得更严重。

■ 出现呕吐。

■ 头痛持续时间超过 24 小时而无其他症状。

■ 头痛持续 3 天以上。

■ 孩子病情加重了。

■ 家长认为孩子需要看医生。

偏头痛的治疗

❶ 关于偏头痛，家长应该知道的事情

■ 这种头痛就像孩子以前经历的偏头痛一样。如果不是这样，请看医生。

■ 偏头痛治疗得越早，治疗效果可能越好。

■ 通常最有效的治疗方法是好好睡觉。

❷ 治疗偏头痛的药物

■ 如果医生开了治疗偏头痛的药物，直接使用就好。症状一开始出现就服用。

■ 如果没有，可以使用布洛芬（如美林），它是治疗偏头痛最好的非处方药。可以立即服用，如果需要，6 小时后可以重复使用。

❸ 试着入睡

■ 让孩子躺在一个黑暗、安静的地方，试着睡觉。

■ 通常偏头痛患者从睡梦中醒来后头痛就会消失。

❹ **预防偏头痛**

■ 多喝水。

■ 按时吃饭。

■ 每晚都要有充足的睡眠。

❺ **预期康复过程**

■ 经过治疗，偏头痛症状通常在 2~6 小时内消失。

■ 大多数偏头痛患者每年会发作 3~4 次。

❻ **返校**

■ 偏头痛发作时，孩子不应留在学校。

■ 患有偏头痛的儿童通常也会出现紧张性头痛。对于这种情况，孩子服用止痛药后可以返校。

❼ **如果有以下情况，请联系医生**

■ 头痛比以往更严重。

■ 头痛比以往持续时间更长。

■ 家长认为孩子需要看医生。

> 　　记住，如果孩子出现上述"联系医生"中的任一情况，请及时联系医生。

第 7 章

哭闹的孩子

定义

▶ 3 个月以上的孩子哭闹不止，而家长不知道为什么。

▶ 孩子太小，不能告诉家长为什么哭闹（**年龄**：这些孩子大多在 2 岁以内）。

▶ 哭闹是唯一的症状。

如果有以下情况，请参考其他章节

▶ 发热（第 1 章）或其他任何疾病症状［如咳嗽（第 26 章）］。

▶ 因受伤而哭泣，如头部外伤（第 5 章）、上肢受伤（第 40 章）、下肢受伤（第 42 章）。

哭闹的原因

▶ **最近生病了**：生病是主要的生理原因。年幼的孩子即使没有任何疼痛，也会哭闹。

▶ **躯体疼痛**：疼痛的原因包括耳痛、咽痛、口腔溃疡或尿布疹；阴茎皮损或便秘也可能导致疼痛或哭泣。

▶ **行为原因**：大多数时候，哭闹意味着孩子对某事感到沮丧。当一个年幼的孩子与父母分离时，他可能会哭。孩子还可能因发脾气或过度疲劳而哭泣。本章还介绍了由睡眠问题引起的哭泣（在纠正不良睡眠习惯的训练中，孩子几乎都会哭）。一些孩子想要什么但还不会表达也可能会哭。

▶ **饥饿**：在最初的几个月之后，大多数父母都能识别饥饿信号并及时喂养孩子，如果没有及时喂养，孩子可能会哭。

▶ **使用感冒药**：服用含盐酸伪麻黄碱的药物也会引起哭泣（**注意**：美国食品药品监督管理局不建议给 6 岁以下儿童服用镇咳药和感冒药）。

关于哭闹原因的流言

▶ **孩子哭闹是因为出牙**。出牙可能会导致一些婴儿变得烦躁。但是，一般来说，它不会引起哭闹。

▶ **孩子哭闹是因为胀气**。正常情况下，气体通过肠道不会引起疼痛从而导致孩子哭泣。

什么时候联系医生

如果有以下情况，请立即拨打 "120"（孩子可能需要救护车）

▶ 不能活动或非常虚弱。

▶ 孩子有危及生命的紧急情况。

如果有以下情况，请立即前往急诊

▶ 颈强直（下颌不能触到胸部）。

▶ 囟门膨出。

▶ 阴囊或腹股沟肿胀。

▶ 手臂或腿无法正常活动。

▶ 被抚摸或移动时哭泣。

▶ 无法安抚的尖叫。

▶ 清醒但有认知障碍。

如果有以下情况，请立即联系医生（无论白天还是晚上）

▶ 可能受伤了。

▶ 不停地哭泣，持续 2 小时以上（使用本章的照护建议后仍无法安抚）。

▶ 担心有人伤害或过度摇晃了孩子。

▶ 连续 8 小时没有饮水或者饮水量很少。

▶ 孩子看起来很不舒服。

▶ 孩子有其他紧急情况，需要看医生。

如果有以下情况，请在 24 小时内联系医生

▶ 家长认为孩子哭闹是由疼痛（如耳痛）导致的。

▶ 哭闹可以安抚，但是哭泣的原因尚不清楚。

▶ 孩子存在其他不紧急但需要面诊医生的情况。

如果有以下情况，请在工作时间联系医生

▶ 不明原因的轻度烦躁，持续超过 2 天。

▶ 经常哭闹。

▶ 家长有其他待解决或者担心的问题。

如果有以下情况，可以在家护理

▶ 不明原因的轻度烦躁，持续少于 2 天。

▶ 正常的抗议性哭闹。

▶ 发脾气的哭闹。

▶ 由睡眠问题引起的哭闹。

照护建议

不明原因的轻度烦躁

❶ 家长应该知道的事情

■ 孩子比平时更爱哭或者烦躁，但是不哭的时候行为正常，那么病因可能并不严重。

■ 孩子可能是生病了。大多数情况下，1 天左右的时间病因就会明确。

■ 孩子可能是在回应家里或托育所某些环境的变化。家长可以仔细想想环境有哪些变化。

■ 有时孩子可能是在经历"黏人阶段"。

■ 如果安抚后哭闹停止，那通常说明问题不严重。

❷ 安慰孩子

■ 试着通过拥抱、轻摇或抚摸的方式来安慰孩子。

■ 用平静的语气小声说话。

❸ 脱下孩子的衣服，检查孩子的皮肤

■ 有时是因为衣服的某些地方太紧了。

■ 同时检查皮肤是否红肿（比如被昆虫叮咬），包括手指和脚趾。

❹ 停用所有非处方药

■ 如果孩子正在服用镇咳药或感冒药，请停止服用。

■ 哭闹应在停药 4 小时内停止。

■ 像苯海拉明这样的抗过敏药物会引起少数孩子哭闹，也可能会导致一些孩子比平时更烦躁。

■ 服用减轻充血的药物（如伪麻黄碱）会引起孩子哭泣。

■ 美国食品药品监督管理局未批准此类药物用于 6 岁以下儿童。

❺ 睡觉或小睡

■ 如果孩子累了，就让他上床睡觉。

■ 如果孩子需要抱着睡，就把他轻轻地抱在怀里。有时候，躺在孩子旁边也能安抚他。

■ 有些过度疲劳的婴儿需要通过哭闹发泄才能入睡。

❻ 警告：千万不要摇晃婴儿

■ 这种行为会导致孩子脑出血，有时仅摇晃几秒钟就可能引起严重的脑损伤。

■ 千万不要让年幼或脾气不好的人照顾孩子。

■ 当家长感到沮丧时，把孩子放在安全的地方。

■ 打电话或向朋友或亲戚寻求帮助。

■ 休息一下，直至平静下来。

❼ 预期康复过程

■ 因疾病引发的烦躁在病愈后会消失。

■ 烦躁不安可能是由家庭压力或环境变化（如新的托育所）导致的，这种烦躁不会超过 1 周。

❽ 如果有以下情况，请联系医生

- 不停哭闹，持续超过 2 小时。
- 因疾病引起的哭闹加重。
- 轻度哭闹，持续超过 2 天。
- 孩子病情加重。
- 家长认为孩子需要面诊医生。

正常的抗议性哭闹

❶ 家长应该知道的事情

- 正常情况下，孩子感到事情不如意就会哭。
- 孩子在日常生活发生改变时会哭。
- 哭闹是幼儿在早期表达自我的方式。
- 哭闹代表"我不想这样"。
- 正常的抗议性哭闹是无害的。
- 不要认为哭闹一定意味着痛苦。

❷ 如果有以下情况，请联系医生

- 哭闹愈演愈烈。
- 按上述建议的方法做，孩子的哭闹没有得到改善。
- 家长有其他问题或担忧。

发脾气的哭闹

❶ 家长应该知道的事情

- 哭闹是孩子发脾气时最常见的表现。
- 当孩子生气或试图按他的方式行事时，就会发脾气。
- 如果孩子哭闹是在上述情况下发生的，那么这很可能就是孩子哭闹的原因。
- 从 9 个月大开始，所有的孩子都会学会发脾气。

❷ 应对孩子发脾气的技巧

- 忽略大多数发脾气的行为（比如孩子想要他不需要的东西）。
- 不要让孩子有观众，所有人离开房间。

■ 当孩子因沮丧而发脾气（比如有东西坏了）时，帮帮孩子。

■ 对于乱砸乱扔式发脾气，让孩子停下来去冷静区，让他待在那里直到平静
下来。

■ 不要因孩子发脾气而妥协，"不"就是"不"。

■ 做个好榜样，不要对他人大喊大叫（成年人发脾气）。

❸ 如果有以下情况，请联系医生

■ 哭闹愈演愈烈。

■ 用了上述建议，哭闹没有改善。

■ 家长有其他问题或困扰。

由睡眠问题引起的哭闹

❶ 家长应该知道的事情

■ 睡眠问题会导致孩子哭泣。如果孩子的哭闹大部分发生在床上，尤其是在白
天小睡或者夜里睡觉时，家长就要意识到这一点。另外，如果孩子在白天表
现正常，那就要考虑睡眠问题。

■ 睡眠问题在儿童时期很常见。

❷ 解决睡眠问题的技巧

■ 重新培养孩子的睡眠习惯，让孩子在就寝时间和午休时间睡个好觉。

■ 在孩子"打瞌睡了但还醒着"的时候，把孩子放在婴儿床上。

■ 把孩子放进婴儿床后，就不要再去抱孩子。

■ 如果需要，每 10 分钟左右去看看孩子，直到他睡着（**例外：** 每次看孩子，
孩子都会重新开始哭泣）。

■ 对于孩子夜哭，可以抱住孩子直到孩子恢复平静。

■ 以一种充满爱的方式平静地做这一切。

■ 不要为了哄孩子入睡而喂孩子奶，在孩子睡着前要停止喂奶。

■ 不要和孩子睡在同一张床上。

❸ 如果有以下情况，请联系医生

■ 哭闹愈演愈烈。

■ 用了上述建议，哭闹没有改善。

■ 家长有其他问题或困扰。

记住，如果孩子出现上述 "联系医生" 中的任一情况，请及时联系医生。

第 3 部分

眼部症状

第 8 章
眼睛红且无分泌物

定义

- ▶ 眼白的部分变成红色或粉红色的，不伴有任何脓性分泌物。
- ▶ 眼睛看上去很敏感。
- ▶ 可能会爱流泪（眼睛水汪汪的）。
- ▶ 眼睑肿胀（轻度肿胀）。
- ▶ 没有脓性或黄色分泌物。
- ▶ 没有眼外伤。

如果有以下情况，请参考其他章节

- ▶ 眼睛有黄色或绿色的脓性分泌物，请参考第 9 章"眼睛分泌物增多"。
- ▶ 主要症状是眼痒，请参考第 10 章"眼睛过敏"。

眼睛红的原因

- ▶ **红眼病**：眼白（巩膜）变成红色或粉红色的，俗称"红眼病"，医学上称为结膜炎。结膜是指覆盖在眼白上面的那一层薄膜，当受到感染或刺激时，结膜会变成粉红色或者红色的。造成红眼病（结膜炎）的原因有很多。
- ▶ **病毒性结膜炎**：是引起眼睛充血且不伴有分泌物的主要原因，是病毒性感冒的常见症状之一。
- ▶ **细菌性结膜炎**：表现为眼睛充血且眼睑因大量分泌物粘在一起，通常继发于病毒性结膜炎。
- ▶ **花粉过敏性结膜炎**：大部分患有过敏性结膜炎的孩子也患有过敏性鼻炎（花粉症），常常打喷嚏和流鼻涕。
- ▶ **刺激性结膜炎**：由防晒霜、肥皂水、游泳池的水、香烟或烟雾剂等刺激眼睛引起。手摸了脏东西再接触眼睛也可能导致刺激性结膜炎。刺激物有时可能包括食物或植物树脂。

► **隐形眼镜接触引起结膜炎**：由于清洁不当或者佩戴隐形眼镜过夜而引起的结膜炎。

► **滥用含有血管收缩剂的滴眼液引起的反弹性结膜炎**：通常发生于青春期女孩，她们每天使用非处方滴眼液来去除轻微的结膜发红症状，药效消失后，血管会变得更粗大。

► **异物刺激**：如果只有一只眼睛发红，应当考虑异物刺激。

► **严重的眼睑蜂窝织炎**：眼睑及其周围皮肤受到细菌感染，导致眼睑红肿。

什么时候联系医生

如果有以下情况，请立即联系医生（无论白天还是晚上）

► 眼睑红肿十分明显。

► 不停地流眼泪或眨眼。

► 视物模糊。

► 中重度眼睛疼痛。

► 眼睛畏光。

► **年龄**：小于 12 周龄的婴儿出现发热（**注意**：就医前不要给宝宝服用任何退热药）。

► 孩子看起来很不舒服。

► 家长认为孩子需要面诊医生，情况很紧迫。

如果有以下情况，请在 24 小时内联系医生

► 只有一只眼睛发红且持续超过 24 小时。

► 发热超过 3 天。

► 退热 24 小时后再次发热。

► 家长认为孩子需要看医生，但情况不紧急。

如果有以下情况，请在工作时间联系医生

► **年龄**：1 个月以内的孩子。

► 双眼发红超过 7 天。

► 家长有其他问题或担忧。

如果有以下情况，可以在家护理

▶ 眼睛发红只是感冒的症状之一。

▶ 眼睛发红是由外物（如肥皂水、防晒霜、食物、香烟、烟雾剂、氯气）轻微刺激导致的。

照护建议

病毒感染的治疗方法

❶ 家长应该知道的事情

■ 一些病毒感染会引起眼睛发红流泪（病毒性结膜炎）。

■ 可能是感冒的早期症状。

■ 通常不严重，在家护理即可。

■ 感冒可导致内眼角处产生少量的分泌物。

❷ 眼睑清洁

■ 用温水和干净的棉球清洁眼睑。

■ 每天 3 次。

■ 这样做通常可以避免发生细菌感染。

❸ 人工泪液

■ 人工泪液能让发红的眼睑舒服很多，并且不需要处方，任何年龄段的孩子都可以使用。

■ 每天滴 3 次，每次 1 滴，记得在清洁眼睑之后滴用。

■ 对于病毒性结膜炎，含抗生素和血管收缩剂的滴眼液并不适用。

❹ 滴眼液使用方法

■ 对于能配合的孩子，轻轻地拉开孩子的下眼睑，在下眼睑内滴入 1 滴，然后让孩子闭眼休息 2 分钟（**原因**：这样做的目的是让药物渗入组织）。

■ 对于不配合的孩子，让孩子躺下，在内眼角滴 1 滴。如果孩子睁眼或眨眼，滴眼液就会流入眼睛。如果孩子不睁眼，滴眼液就会慢慢渗入。

❺ 隐形眼镜

■ 平日佩戴隐形眼镜的孩子，在感染消失前需要换为佩戴框架眼镜。

■ **原因**：为了预防角膜损伤。

❻ 返校

■ 眼睛发红并伴有流泪症状不会损害视力，传染性也很小。

■ 孩子因感冒导致眼睛发红时可以正常上学，不需要请假。

■ 结膜炎并不需要隔离，不危害公众健康，让孩子居家是过度反应。如果有人问起，可以告诉学校，孩子正在使用人工泪液治疗。

❼ 预期康复过程

■ 感冒导致的眼睛发红通常需要 7 天才能痊愈。

■ 有时候会合并细菌感染，这时候眼睑会被脓性分泌物粘在一起，家长可以通过这一点来分辨（请参考第 9 章 "眼睛分泌物增多"）。

■ 外物刺激引起的眼睛发红，通常在异物移除后 2 小时内能够得到缓解。

❽ 如果有以下情况，请联系医生

■ 眼睛有脓性分泌物。

■ 单眼发红 1 天以上。

■ 双眼发红 1 周以上。

■ 孩子的状况变得更糟。

■ 家长认为孩子需要看医生。

眼睛轻度异物刺激的治疗方法

❶ 家长应该知道的事情

■ 大多数刺激物会导致眼睛发红。

■ 大部分可以自行恢复。

■ 可以在家自行处理。

❷ 面部清洁

■ 使用温和的肥皂和清水洗脸。

■ 这样做有助于清除残留在脸上的刺激物。

❸ 眼睑冲洗

■ 用流动的温水冲洗眼睑 5 分钟。

❹ 滴眼液

■ 异物刺激导致的眼睛发红，通常在冲洗后会得到缓解。

■ 如果孩子的眼睛仍然充血，可以使用人工泪液。

■ 对于 6 岁以上的孩子，可以改用长效的血管收缩剂滴眼液 [如优能减缓眼疲劳滴眼液（Visine）]，不需要处方。

■ **剂量：** 每次 1 滴，每 8~12 小时重复 1 次，疗程不超过 3 天。

❺ 预期康复过程

■ 通常在清除眼内异物后，眼睛会恢复正常。

■ 可能需要 1~2 小时。

❻ 预防

■ 尽可能避免再次接触刺激性异物。

❼ 如果有以下情况，请联系医生

■ 孩子的眼睛出现脓性分泌物。

■ 眼痛。

■ 单眼发红 1 天以上。

■ 双眼发红 7 天以上。

■ 孩子的状况变得更糟。

■ 家长认为孩子需要看医生。

> 记住，如果孩子出现上述"联系医生"中的任一情况，请及时联系医生。

第 9 章
眼睛分泌物增多

定义

- ▶ 眼睛产生黄色或绿色的脓性分泌物。
- ▶ 睡醒后眼睑被脓液粘在一起。
- ▶ 擦掉之后，白天脓液会再次出现。
- ▶ 通常是由眼部细菌感染导致的。

如果有以下情况，请参考其他章节

- ▶ 眼睛没有分泌物，请参考第 8 章 "眼睛红且无分泌物"。
- ▶ 主要症状是眼部发痒，请参考第 10 章 "眼睛过敏"。

眼睛分泌物增多的原因

- ▶ **细菌性结膜炎：** 指的是眼部细菌感染，主要的症状是睡醒后眼睑被脓液粘住，可能单眼发病也可能双眼发病。少数病毒会引起眼部脓性分泌物增多，大部分不会。

- ▶ **病毒性结膜炎：** 指的是眼部病毒感染，主要的症状是眼白部分发红，可能伴有流泪。大多数情况下没有脓性分泌物，常常双眼发病。

- ▶ **正常分泌物：** 只有眼角有少量黏液，可能不是脓液，可以是奶油状的。通常是由手摸了脏东西再接触眼睛导致的。除了用温水擦拭，不需要任何治疗。

- ▶ **鼻泪管堵塞：** 约 10% 的新生儿存在这种情况，主要症状是眼睛持续流泪，泪水盈眶，顺着脸往下流。即使不哭，这种情况也会发生。眼睛不红，眼睑也不肿。湿润的眼睛可能会继发感染，导致眼睑被脓液粘住。

- ▶ **严重的眼内异物：** 沙子、泥土或木屑等小颗粒物可能会被吹进眼睛里。沙砾经常卡在上眼睑下，如果不清除，眼睛会产生脓液。主要表现为单眼感染且对抗生素滴眼液无反应。年龄较大的孩子可能会说感觉眼睛里有东西。

- ▶ **严重的眼睑蜂窝织炎：** 眼睑及其周围组织的深度感染，主要症状是眼睑红肿，触痛明显，可能因眼睑肿胀而无法睁眼，通常只发生在一侧。这可能是细菌性结膜炎的并发症，眼部感染向内扩散。通常情况下，是由筛窦感染引起的，这种情况下眼睛没有任何脓液分泌物。

眼部细菌感染的症状

▶ 眼睛产生黄色或绿色脓性分泌物。

▶ 脓性分泌物干燥后会糊在眼睑、睫毛上。

▶ 睫毛更容易被粘在一起，尤其是在睡醒后。

▶ 眼白可能发红也可能是粉色的。

▶ 常伴有眼睑肿胀。

什么时候联系医生

如果有以下情况，请立即联系医生（无论白天还是晚上）

▶ 眼睑非常红或者非常肿。

▶ 视物模糊。

▶ 中重度眼睛疼痛。

▶ 发热超过 40.0℃。

▶ **年龄：**小于 12 周龄的婴儿出现发热（**注意：**就医前不要给孩子服用任何退热药）。

▶ 孩子看起来很不舒服。

▶ 家长认为孩子需要去看医生，状况很紧急。

如果有以下情况，请在 24 小时内联系医生

▶ 眼睛有脓性分泌物，但是没有出现上述情况（**原因：**可能需要抗生素滴眼液来治疗）。

▶ 连续 3 天使用抗生素滴眼液后仍有脓性分泌物。

照护建议

❶ 关于眼部细菌感染，家长应该知道的事情

■ 眼部细菌感染是常见的感冒并发症。

■ 在家应用抗生素滴眼液治疗效果良好，这种滴眼液需要医生处方。

■ 对视力无损害。

❷ 清除脓性分泌物

■ 使用温水和湿棉球擦掉眼睑上的脓性分泌物。

■ 及时清除脓性分泌物。

■ 每次滴抗生素滴眼液前也要及时清除脓性分泌物（**原因**：不及时清除分泌物会影响抗生素滴眼液的治疗效果）。

■ 脓性分泌物可能会感染他人，因此要仔细处理被污染的棉球。

■ 与感染的眼睛或分泌物接触后要好好洗手。

❸ 抗生素滴眼液使用方法

■ 对于能配合的孩子，轻轻地拉开孩子的下眼睑，在下眼睑内滴入 1 滴，然后让孩子闭眼休息 2 分钟（**原因**：为了让药物渗入组织）。

■ 对于不配合的孩子，让孩子躺下，在内眼角滴 1 滴。如果孩子睁眼或眨眼，滴眼液就会流入眼睛。如果孩子不睁眼，滴眼液就会慢慢渗入。

❹ 隐形眼镜

■ 平时佩戴隐形眼镜的孩子，需要更换为佩戴框架眼镜直至痊愈（**原因**：防止角膜损伤）。

■ 隐形眼镜佩戴前要消毒清洁。

■ 一次性隐形眼镜直接丢弃。

❺ 返校

■ 当脓性分泌物量很少时，孩子可以返回学校。

■ 在返校前 24 小时，应该使用抗生素滴眼液。

❻ 预期康复过程

■ 治疗 3 天后，眼睛应该不会再出现脓性分泌物。

■ 眼睛发红可能持续 1 周。

❼ 如果有以下情况，请联系医生

■ 眼睑变红或变肿。

■ 孩子病情恶化。
■ 家长认为孩子应该面诊医生。

> **记住，如果孩子出现上述"联系医生"中的任一情况，请及时联系医生。**

第 10 章
眼睛过敏

定义

▶ 眼睛出现过敏反应，通常是对花粉过敏。

▶ 眼睛痒和流泪。

如果有以下情况，请参考其他章节

▶ 同时伴有鼻子痒、流鼻涕、打喷嚏的症状，请参考第 17 章"鼻过敏（花粉症）"。

▶ 眼睛有黄色或绿色的脓性分泌物，请参考第 9 章"眼睛分泌物增多"。

▶ 症状不像眼睛过敏，请参考第 8 章"眼睛红且无分泌物"。

眼睛过敏的症状

▶ 眼痒（有时有烧灼或刺痛感）。

▶ 经常流眼泪，眼睛看起来水汪汪的。

▶ 眼睛发红。

▶ 眼皮轻微肿胀。

▶ 没有或有少量黏稠分泌物。

▶ 不伴疼痛和发热。

眼睛过敏的原因

▶ **原因**：眼睛过敏是眼睛对过敏物质的过敏反应，医学上称为过敏性结膜炎。这些过敏物质被称为过敏原。大多数过敏原飘浮在空气中，这也是它们能进入眼睛的原因。下面是一些常见的过敏原。

  ● **花粉**：树木、青草、杂草和霉菌是常见的花粉来源。春天有树木花粉，夏天有青草花粉，秋天有杂草花粉。花粉会引起季节性眼睛过敏，而且因为它们飘浮在空气中，通常无法避免。大多数眼睛过敏会持续到花粉季节结束，可能持续 4~8 周。

- **宠物**：过敏原也可能来自猫、狗、马、兔子和其他动物。空气中有宠物过敏原。这些过敏原也可以通过手揉眼睛而接触人眼。大多数人不会养使自己过敏的宠物，只有在偶尔接触致敏的宠物时才会出现过敏症状。这些症状通常会持续几个小时。如果家里养了使孩子过敏的宠物，孩子会持续出现过敏症状。

- **室内灰尘**：室内灰尘中含有许多过敏原。这些灰尘中常常有尘螨。如果房间湿度高，会有霉菌。养猫的人如果来做客，会带来猫的毛屑。室内灰尘会导致全年的日常过敏症状，医学上称为常年性眼睛过敏。

什么时候联系医生

如果有以下情况，请在 24 小时内联系医生

▶ 眼白部分出现水疱。

▶ 眼皮肿胀，眼睛无法睁开（或总是闭着）。

▶ 使用抗过敏药后眼睑的分泌物没有减少。

▶ 家长认为孩子需要面诊医生。

如果有以下情况，请在工作时间联系医生

▶ 使用抗过敏药超过 2 天，眼睛仍然很痒。

▶ 疑似眼睛过敏，但未确诊。

▶ 家长有其他问题或担忧。

如果有以下情况，可以在家护理

▶ 轻微的眼睛过敏。

照护建议

❶ 关于眼睛过敏，家长应该知道的事情

　■ 眼睛过敏通常是由花粉进入眼睛引起的。

- 眼睛可能会觉得痒、烧灼、刺痛。
- 使用抗过敏滴眼液，这些症状可以得到缓解。
- 眼睛过敏是很常见的，约 10% 的儿童都会出现。

❷ 清除面部过敏原

- 用湿毛巾洗脸，包括眼睑。
- 用少量温水冲洗眼睛，眼泪也可以起到同样的作用。
- 然后用冰凉的湿毛巾冷敷发痒的眼睛。
- **预防：** 每晚洗头，以清除藏在头发里的花粉等过敏原。

❸ 口服抗过敏药

- 如果同时伴有鼻子痒、流鼻涕的症状，说明孩子可能患有花粉症。花粉症指由花粉过敏而引起的过敏性疾病，可导致鼻子和眼睛的过敏症状。
- 可以给孩子口服抗过敏药，以减轻鼻子、眼睛的过敏症状。有时口服抗过敏药之后就不再需要使用滴眼液。
- 长效抗过敏药（如西替利嗪）是最好的选择，不需要处方。相比苯海拉明，这种药物有 2 个优势：镇静副作用更小，并且有效持续时间长达 24 小时。可应用于 2 岁及以上儿童。
- 每天服用抗过敏药，直到花粉季节结束（每种花粉持续存在的时间通常为 2 个月）。

❹ 花粉过敏的第一选择，抗组胺滴眼液（酮替芬）

- 通常口服抗组胺药物可以完全控制眼部的过敏症状。
- 如果眼睛仍然发痒，或者用药效果不好，建议购买使用酮替芬抗组胺滴眼液。向药剂师咨询，请他推荐产品 [如富马酸酮替芬滴眼剂（Zaditor）]，不需要处方。
- **年龄：** 3 岁及以上儿童使用。
- **用量：** 间隔 12 小时滴 1 滴。
- 对于严重过敏者，建议连续使用酮替芬滴眼液，每天使用，直到花粉季节结束。

❺ 花粉过敏的第二选择，传统的抗组胺或血管收缩剂滴眼液

- 通常在洗去过敏原后，眼睛会变得舒服起来，而且冷敷或湿敷之后，眼睛会变得更舒服。
- 如果采取上述措施后情况没改善，可以使用滴眼液来缓解症状。请药剂师推荐一个品牌（如优能减缓眼疲劳滴眼液–A，其中 A 代表抗组胺），不需要处方。
- 避免使用不含抗组胺药物成分的血管收缩剂滴眼液，这类滴眼液的名字中通常不含 A，如普通的优能减缓眼疲劳滴眼液（**原因**：这类滴眼液只能缓解眼睛发红的症状，而不能治疗眼睛过敏）。
- **用量**：根据需要，每 8 小时滴 1 滴。
- 不建议连续使用超过 5 天（**原因**：停药后反弹效应会导致眼睛充血）。
- **缺点**：效果没有酮替芬滴眼液那么好。

❻ 滴眼液使用方法

- 对于能配合的孩子，轻轻地拉开下眼睑，在下眼睑内滴入 1 滴，然后让孩子闭眼休息 2 分钟（**原因**：这样做的目的是让药物渗入组织）。
- 对于不配合的孩子，让孩子躺下，在内眼角滴 1 滴。如果孩子睁眼或眨眼，滴眼液就会流入眼睛。如果孩子不睁眼，滴眼液就会慢慢渗入。

❼ 隐形眼镜

- 平日佩戴隐形眼镜的孩子，可能需要改为佩戴框架眼镜。
- 可以帮助眼睛更快恢复。

❽ 预期康复过程

- 过敏原明确的情况下，尽可能避免接触过敏原，如致敏动物。如能避免接触，过敏症状就不会再出现。
- 花粉过敏难以避免，因为花粉飘浮在空气中。大多数眼睛过敏症状会持续至过敏季节结束，可能持续 4~8 周。

❾ 如果有以下情况，请联系医生

- 抗过敏治疗 2 天后，眼睛仍然很痒。
- 孩子病情恶化。

■家长认为孩子应该看医生。

> 记住，如果孩子出现上述"联系医生"中的任一情况，请及时联系医生。

第 4 部分

耳部症状

第 11 章
耳痛

定义

▶ 耳内或耳周疼痛。

▶ 年长孩子说耳痛。

▶ 年幼孩子表现为哭闹。

▶ 耳痛不是由外伤所致的。

可能的原因

▶ **耳朵感染：** 中耳（位于鼓膜内侧）感染是最常见的原因。中耳炎可由病毒或细菌感染引起，医生通常需要通过看鼓膜来辨别。

▶ **游泳性耳炎：** 耳道皮肤受到感染或刺激，主要症状是耳道发痒。如果耳道被感染，也会感觉疼痛，主要发生在夏季游泳者身上。

▶ **耳道损伤：** 棉签或指甲可能会导致耳道擦伤。

▶ **耳道脓肿：** 耳道毛囊感染可能非常痛，通常看起来像红色的小肿块，有时会变成脓疱，需要引流。

▶ **耳屎：** 大块坚硬的耳屎可能会引起轻微的耳朵疼痛。如果耳屎被棉签推入，耳道可能会堵塞，疼痛会加剧。

▶ **耳道异物：** 年幼的孩子可能会在自己的耳道里放一些小东西，如果物体尖锐或被推得太深，会引起疼痛。

▶ **航空性中耳炎：** 当咽鼓管堵塞时，气压的突然升高会导致鼓膜被牵拉，主要症状是剧烈的耳痛。通常发生在飞机降落时，也可能发生在山地驾驶过程中。

▶ **耳洞感染：** 这类感染很常见。如果不及早治疗，可能会非常痛。

▶ **牵涉性痛：** 耳朵疼痛也可能是由牵涉性痛而非耳部疾病引起的。扁桃体感染是引起牵涉性耳痛的常见因素。后臼齿龋坏也可能表现为类似耳痛。腮腺炎患者主诉耳痛（**原因：** 腮腺在耳朵前面）。下颌疼痛（颞下颌关节综合征）也可以表现为耳痛。

耳朵感染：耳痛最常见的病因

▶ **定义**：中耳感染，病毒感染较细菌感染更为常见。

▶ **症状**：主要症状就是耳痛，年幼儿童表现为哭闹、烦躁或者因疼痛而影响睡眠。约 50% 患有中耳炎的儿童会伴有发热。

▶ **诊断**：医生可以通过看鼓膜来诊断，细菌感染表现为鼓膜凸起、鼓膜后积脓，而病毒性中耳炎表现为鼓膜发红但不会凸起。

▶ **年龄**：6 月龄 ~2 岁，这一年龄段是中耳炎的高发期。对于 8 岁以内的孩子，中耳炎是一种常见病，通常感冒的第 3 天容易出现耳朵感染。

▶ **患病率**：约有 90% 的儿童曾经发生过至少 1 次耳朵感染，约有 20% 的儿童耳朵会反复感染。中耳炎是儿童时期常见的细菌感染类型。

▶ **细菌性中耳炎的并发症**：在患有中耳炎的孩子中，有 5%~10% 的儿童会因为中耳压力过大而发生耳膜穿孔，穿孔后会引流出混浊的液体或脓液，不过这个小孔通常会在 2~3 天愈合。

▶ **治疗**：细菌性耳朵感染患者需要口服抗生素治疗。病毒性耳朵感染是自限性疾病，通常需要给予对症止痛及支持性治疗。

什么时候联系医生

如果有以下情况，请立即拨打"120"（孩子可能需要救护车）

▶ 不能活动或太虚弱以致无法站立。

▶ 家长认为孩子有危及生命的紧急情况。

如果有以下情况，请立即前往急诊

▶ 被唤起时意识不清。

如果有以下情况，请立即联系医生（无论白天还是晚上）

▶ 疼痛剧烈，服用布洛芬 2 小时后没有任何改善。

▶ 耳朵后面发红肿胀。

▶ 外耳红、肿、疼痛。

▶ 颈强直，下颌不能触及胸部。

▶ 走路不稳。

▶ 尖锐异物（如铅笔、细棍、铁丝）入耳。

▶ 免疫缺陷（如镰状细胞病、艾滋病、癌症、器官移植或口服类固醇）。

▶ 体温超过 40.0℃。

▶ 孩子看上去很虚弱。

▶ 家长认为孩子需要就医，状况很紧急。

如果有以下情况，请在 24 小时内联系医生

▶ 耳痛，但没有前述症状（**原因**：可能是耳朵感染）。

▶ 耳朵流脓或混浊的分泌物。

照护建议

❶ 关于耳痛，家长应该知道的事情

- 孩子可能患中耳炎，检查鼓膜是唯一能确诊的方法。
- 如果耳痛夜间出现，等到第二天医生上班的时候再就诊是安全的。
- 止痛药通常可以缓解耳痛。
- 很多耳痛是由病毒感染引起的，不需要抗生素治疗。

❷ 止痛药

- 可以使用对乙酰氨基酚（如泰诺林）止痛。
- 另一种选择是布洛芬（如美林）。
- 按需使用。

❸ 局部冷敷止痛

- 使用冰袋或湿毛巾敷住外耳 20 分钟。在止痛药起效前，这种方法可以有效缓解疼痛。
- **提醒**：有的孩子可能更喜欢用热毛巾敷。
- **注意**：热敷或冷敷时间过长可能会导致烫伤或冻伤。

❹ **耳内流脓**

■ 中耳炎引起鼓膜穿孔时会出现耳内流脓的症状，这通常是由耳朵感染引起的。如果孩子耳朵里放置了引流管，也可能会有分泌物流出。

■ 脓液可能是血性的。

■ 通常情况下，耳朵感染得到治疗后这种情况也会好转。

■ 及时清理脓液。

■ 不要用棉球堵塞耳道（**原因**：潴留的脓液会感染耳道内壁）。

❺ **退热药**

■ 发热超过 39.0℃，可以服用对乙酰氨基酚（如泰诺林）。

■ 另一种选择是布洛芬（如美林）。

■ **提示**：保持体温低于 39.0℃ 对机体对抗耳朵感染很重要。

■ 孩子发热时需要摄入足够的水分，可以给孩子喝凉的液体。

❻ **返校**

■ 耳朵感染不会传染给他人。

■ 孩子退热后就可以返回学校。

❼ **如果有以下情况，请联系医生**

■ 剧烈疼痛。

■ 孩子情况变得糟糕。

■ 家长认为孩子需要面诊医生。

> 　　记住，如果孩子出现上述"联系医生"中的任一情况，请及时联系医生。

第 12 章
拉耳朵或揉搓耳朵

定义

▶ 孩子说耳朵痒，同时拉、拽、戳、揉搓耳朵。

▶ 大多数拉耳朵或摸耳朵的行为都是正常现象（4~12 个月的婴儿）。

▶ 孩子既没有说耳朵痛，也没有哭闹。

如果有以下情况，请参考其他章节

▶ 主要症状是哭闹，而不是拉耳朵，请参考第 7 章 "哭闹的孩子"。

▶ 孩子说耳朵痛，请参考第 11 章 "耳痛"。

▶ 主要问题是耳屎堆积，请参考第 14 章 "耳屎堆积"。

可能的原因

▶ **习惯：** 这是婴儿拉耳朵的主要原因。婴儿在认知阶段，触摸和拉扯耳朵是正常现象，常见于 4~12 月龄的婴儿。

▶ **耳屎：** 对于大一点的孩子，拉耳朵的原因可能是耳朵里有耳屎。耳屎堆积主要是由外耳道内放入棉签引起的。在孩子青春期前，棉签的直径比孩子外耳道直径要大，因此棉签会将耳屎推向外耳道深部。

▶ **肥皂水：** 肥皂水和其他刺激物是引起耳朵痒的另一个原因。淋浴后，肥皂水和洗发水可能会留在外耳道。

▶ **耳朵感染：** 耳朵感染的孩子看起来很虚弱，表现为耳痛或不明原因的哭闹。

▶ **提示：** 拉耳朵在 3 岁以下的儿童中是很常见的。不伴有发热、哭闹等症状的单纯拉耳朵是无碍的，孩子也很少会出现耳朵感染。

什么时候联系医生

如果有以下情况，请立即联系医生（无论白天还是晚上）

▶ 体温超过 40.0℃。

▶ **年龄**：小于 12 周龄的婴儿出现发热（**注意**：就诊前不要给孩子服用任何退热药）。

▶ 孩子看起来很不舒服。

▶ 家长认为孩子需要面诊医生，状况很紧急。

如果有以下情况，请在 24 小时内联系医生

▶ 疑似耳朵疼痛（或孩子哭闹）。

▶ 睡眠中惊醒。

▶ 伴有发热或感冒症状。

▶ 发现外耳道有流液。

▶ 不停地挖单侧耳朵。

▶ 家长认为孩子需要面诊医生，但状况不紧急。

如果有以下情况，请在工作时间联系医生

▶ 拉耳朵现象持续 3 天以上。

▶ 耳朵痒持续 1 周以上。

▶ 家长有其他问题或担忧。

如果有以下情况，可以在家护理

▶ 正常拉耳朵或摸耳朵。

▶ 耳道偶尔发痒。

照护建议

❶ 对于拉耳朵，家长应该知道的事

■ 许多孩子在认知阶段都会玩耳朵。

■ 一些孩子耳道会发痒。

- 耳屎堆积是最常见的原因，可能是因为棉签放入外耳道而引起了耳屎堆积。
- 孩子感冒时拉耳朵，可能是因为中耳积液，也有少数是因为耳朵感染。这种情况下，孩子会伴有其他症状，如发热、哭闹等。
- 不伴其他症状的单纯拉耳朵，并不是耳朵感染的征象。

❷ 习惯而已

- 如果摸耳朵只是孩子的新习惯，忽略即可。
- 这样有助于防止孩子为了引起家长注意而这么做。

❸ 不要使用棉签

- 棉签会将耳屎推入外耳道深部，形成堵塞。
- 耳屎对耳道的内壁有保护作用。
- 耳屎可以自己掉出来。
- 青春期前禁止使用棉签（**原因**：棉签的直径比外耳道的直径大）。

❹ 避免肥皂水

- 防止肥皂水或洗发水进入耳道引发瘙痒。

❺ 白醋滴耳液

- 耳朵痒，可以用等量的水稀释白醋滴耳。
- 每天 2 滴。
- 连续使用 3 天。
- **原因**：使耳道恢复正常的 pH 值。
- **注意**：耳朵流液、耳内置管时不要使用滴耳液，且鼓膜穿孔时，也不要使用。

❻ 预期康复过程

- 经过正常护理，一般 2~3 天耳朵就不会再痒了。

❼ 如果有以下情况，请联系医生

- 孩子拉耳朵持续 3 天以上。
- 耳朵痒持续 1 周以上。
- 孩子病情恶化。
- 家长认为孩子应该面诊医生。

记住，如果孩子出现上述"联系医生"中的任一情况，请及时联系医生。

第 13 章
耳朵感染

定义

▶ 孩子因耳朵不适最近去看过医生。

▶ 经检查，孩子被诊断为耳朵感染。

▶ 孩子发热、耳痛症状没有很快好转。

▶ 孩子因耳朵感染正在接受抗生素治疗。

耳朵感染的症状

▶ 主要症状就是耳痛。

▶ 年幼的孩子会哭闹、烦躁不安，或因疼痛而睡不着觉。

▶ 约 50% 的孩子在耳朵感染时伴有发热。

▶ **并发症：** 5%~10% 患中耳炎的儿童鼓膜会出现小裂孔，这是由中耳压力导致的。耳朵会流出黏稠的液体或脓液。这个小孔大多会在 2~3 天愈合。

耳朵感染的原因

▶ 细菌感染中耳。

▶ 感冒可能会导致咽鼓管堵塞，咽鼓管连接中耳和咽喉后部。

▶ 咽鼓管堵塞会导致中耳积液（即病毒性耳炎）。

▶ 如果积液里滋生细菌（细菌性耳炎），积液就会变成脓液，导致鼓膜凸起，疼痛加剧。

▶ 6 月龄~2 岁，这个年龄段是耳朵感染的高发期。直到 8 岁，中耳炎都属于常见病。

▶ 感冒的第 3 天容易出现耳朵感染的症状。

▶ 儿童耳朵感染有多么常见？大约 90% 的儿童在幼年时期曾经发生过至少 1 次耳朵感染。约有 20% 的儿童经常发生耳朵感染。耳朵感染是儿童时期最常见的细菌感染类型。

什么时候联系医生

如果有以下情况，请立即拨打"120"（孩子可能需要救护车）

▶ 孩子非常虚弱，无法活动或无法站立。

▶ 家长认为孩子的情况紧急，危及生命。

如果有以下情况，请立即联系医生（无论白天还是晚上）

▶ 颈强直（下颌碰不到胸部）。

▶ 走路不稳。

▶ 发热超过 40.0℃。

▶ 耳痛严重，服用布洛芬 2 小时后没有改善。

▶ 无法安抚的哭闹，服用布洛芬 2 小时后没有改善。

▶ 耳后出现粉红色或红色肿块。

▶ 歪笑（笑时脸歪向一侧）。

▶ 出现呕吐症状。

▶ 孩子看起来非常虚弱。

▶ 家长认为孩子需要面诊医生，状况很紧急。

如果有以下情况，请在 24 小时内联系医生

▶ 口服抗生素治疗 48 小时后，发热持续或反复出现。

▶ 口服抗生素治疗 3 天后，耳痛没有缓解。

▶ 口服抗生素治疗 3 天后，耳朵持续或反复出现流液。

▶ 家长认为孩子需要面诊医生，但情况不紧急。

如果有以下情况，请在工作时间联系医生

▶ 家长有其他问题或担忧。

如果有以下情况，可以在家护理

▶ 耳朵感染后正在接受抗生素治疗，且不伴有并发症。

▶ 耳朵感染导致听力受损。

▶ 预防耳朵感染。

▶ 耳朵引流管放置手术后的问题。

照护建议

耳朵感染的治疗

❶ 关于耳朵感染，家长应该知道的事情

- 在年幼儿童中，耳朵感染很常见。
- 大多数的耳朵感染对第一剂抗生素没有什么反应。
- 通常第 1 天没什么改善。
- 2~3 天后才会逐渐好转。
- **注意：** 对于年龄较大的孩子，轻微的耳朵感染可能不需要抗生素治疗。2 岁以上的儿童患中耳炎时，如考虑病毒感染，且孩子能清楚地表达症状好转或加重，也可以选择不使用抗生素治疗。

❷ 坚持使用抗生素

- 抗生素会杀死导致耳朵感染的细菌。
- 不要忘记服药。
- 坚持使用抗生素直到疗程结束（**原因：** 预防耳朵再次感染）。

❸ 退热药

- 如果孩子发热超过 39.0℃，可以口服对乙酰氨基酚（如泰诺林）。
- 也可以选择布洛芬（如美林）。
- **注意：** 保持体温低于 39.0℃ 对机体对抗耳朵感染很重要。
- 孩子发热时，需要摄入足够的水分，可以给孩子喝一些凉的液体。

❹ 止痛药

- 为了缓解疼痛，可以口服对乙酰氨基酚（如泰诺林）。
- 也可以选择布洛芬（如美林）。
- 按需服用。

❺ 局部冷敷止痛

- 使用冰袋或湿毛巾敷住外耳 20 分钟。在止痛药起效前，这种方法可以有效缓解疼痛。
- **提醒：**有的孩子可能更喜欢用热毛巾敷。
- **注意：**热敷或冷敷时间过长可能会导致烫伤或冻伤。

❻ 活动限制

- 孩子可以在户外活动，不需要遮盖耳朵。
- 只要没有出现耳朵流液或鼓膜穿孔，就可以游泳。如果鼓膜的裂孔尚未长好，暂时先不要游泳。
- 关于乘坐飞机旅行
  - 对于耳朵感染的孩子，如果正在接受抗生素治疗，乘坐飞机是安全的。大多数情况下，飞行不会加重孩子的耳痛。
  - 起飞前 1 小时服用布洛芬，可以帮助孩子缓解任何可能出现的疼痛。在飞机降落的过程中（着陆前），可以让孩子喝一些液体。吸吮安抚奶嘴也会有帮助。6 岁以上儿童咀嚼口香糖也有帮助。

❼ 返校

- 孩子退热后就可以返回学校或幼儿园。
- 孩子自我感觉足够好就可以参加正常的活动。
- 耳朵感染是没有传染性的。

❽ 预期康复过程

- 抗生素治疗 2~3 天，孩子就会好转。
- 遵医嘱服用抗生素。
- 体温会在 2 天内恢复正常。
- 2 天后耳痛会有所缓解，3 天后症状会消失。

❾ 耳朵感染流液

- 如果耳道有黏稠的液体流出，表明鼓膜可能有小裂孔，这在耳朵感染时是正常的。如果孩子耳朵里放置了引流管，这也有可能发生。
- 脓液中可能带有血丝。

- 耳朵感染痊愈后，这种状况也会随之好转。
- 及时清理耳朵流出的液体。
- 避免使用棉球堵耳（**原因**：潴留的脓液可能导致耳道内壁感染）。

❿ 如果有以下情况，请联系医生

- 使用抗生素 2 天后，发热仍然持续。
- 耳痛逐渐加重或孩子持续哭闹。
- 抗生素治疗 3 天后，耳痛仍然持续。
- 抗生素治疗 3 天后，耳朵流液没有改善。
- 孩子状况变得更糟。
- 家长认为孩子应该面诊医生。

治疗耳朵感染所致的听力受损

❶ 暂时听力受损

- 耳朵感染时，液体在中耳内聚积。
- 积液可能会导致暂时的听力受损。
- 使用抗生素治疗后，情况会好转。
- 即使耳朵不再被感染，有时清除积液也需要几周的时间。约 90% 的儿童需要 1~2 个月才能清除积液。
- 永久性听力受损非常少见。

❷ 与孩子沟通

- 靠近孩子，保持眼神交流。
- 说话声音比平时大些。
- 与孩子说话时，减少广播、电视或其他任何背景噪声。

❸ 如果有以下情况，请联系医生

- 抗生素治疗疗程结束后，听力受损没有改善。

预防耳朵感染再次发生

❶ 家长应该知道的事情

- 有些孩子耳朵感染会反复发作。

❷ **避免烟草烟雾吸入**

- 烟草烟雾吸入可能会导致孩子中耳炎发作。
- 可能会使耳朵感染治疗难度增加。
- 避免孩子吸入烟草烟雾，包括在家里、车内以及幼儿园。

❸ **避免感冒**

- 大部分耳朵感染是由感冒引起的。在孩子 1 岁以前，尽量避免让自己的孩子接触生病的孩子。
- 在孩子 1 岁前，尽量不要送孩子去大型看护中心，可以请保姆在家看护，或者送去小型的家庭看护中心。

❹ **母乳喂养**

- 持续母乳喂养 6~12 个月。
- 母乳中的抗体能降低孩子患中耳炎的概率。
- 如果正在母乳喂养，请继续坚持。
- 如果不是，请考虑下一个孩子要进行母乳喂养。

❺ **避免错误喂奶姿势**

- 喂奶时，要抬高孩子的头部，让孩子的头部高于胃部。
- 采用平躺姿势喂养的话，容易造成奶液流入中耳，可能会引起耳朵感染。
- 婴儿自己拿着奶瓶喝奶可能会导致奶液流入中耳。

❻ **接种所有推荐的疫苗**

- 疫苗可以保护孩子免于发生严重感染。
- 肺炎链球菌疫苗和流行性感冒疫苗也可以在一定程度上预防耳朵感染。

❼ **控制过敏**

- 过敏可能引起耳朵感染。
- 如果宝宝持续流鼻涕或鼻塞，应该考虑过敏。
- 如果孩子有其他过敏症状，如湿疹，家长可以咨询医生，医生可能会检查孩子是否对牛奶蛋白和大豆蛋白过敏。

❽ 检查打鼾症状

- 腺样体肥大会引起打鼾或张口呼吸。如果幼儿晚上睡觉的时候打鼾或张口呼吸，需要考虑这一问题。
- 腺样体肥大也容易导致耳朵感染。
- 一定要和医生说清楚这些表现。

耳朵引流管放置手术问题

❶ 耳朵引流管

- 耳朵引流管是一种非常小的塑料管，由耳鼻喉科医生将其插入鼓膜。
- 引流管能引流出中耳积液，也能让气体进入中耳。
- 放置引流管可以预防中耳炎的复发，也能让听力恢复正常。

❷ 什么时候需要放置引流管

- 中耳积液持续超过 4 个月，且双耳积液。
- 积液导致听力受损，且听力损伤大于 20 分贝。
- 需要先测试听力。有的儿童听力几乎正常，因此不需要放置引流管。
- 多种抗生素治疗后耳朵感染仍难以消除，可能需要放置引流管。
- 手术前，需要采取积极的预防措施。
- 咨询医生何时需要放置引流管。

❸ 预期康复过程

- 对于大多数病例，引流管放置约 1 年会自行脱落掉入耳道，然后随着耳屎移动排出。
- 如果引流管放置超过 2 年，可能需要通过外科手术移除。

❹ 放置引流管的风险

- 引流管移除后，可能会在鼓膜上遗留瘢痕，也可能遗留无法愈合的小孔，这些情况都会导致一定程度的听力受损。
- 考虑到可能的并发症，以及给年幼儿童麻醉时存在的风险，放置引流管存在一定的风险。
- 因此，医生只会给真正需要的孩子放置引流管。

　　记住，如果孩子出现上述"联系医生"中的任一情况，请及时联系医生。

第 14 章
耳屎堆积

定义

▶ 耳屎堆积或堵塞。

如果有以下情况，请参考其他章节

▶ 主要症状是耳痛或耳周痛，请参考第 11 章 "耳痛"。

耳屎堆积的症状

▶ 耳屎过多可能会引起孩子挠耳朵或戳外耳道。

▶ 耳道内的耳屎可能会变干变硬，让孩子产生耳朵内有东西的感觉。

▶ 耳屎完全堵塞耳道会引起更多症状，如听力下降或者听声音模糊不清。

▶ 外耳道大块耳屎可以直接看到。

可能的原因

▶ **棉签**：使用棉签会引起耳屎堆积，棉签会将耳屎推入外耳道深部从而结块。

▶ **手指**：有少数儿童（大约 5%）会比别的孩子分泌的耳屎更多。如果不用手指向内推，耳屎通常可以自己掉出来。

▶ **耳塞**：使用耳塞会将耳屎推回耳道。

耳屎是正常的分泌物

▶ 每个人都有耳屎。耳屎是正常且健康的，并不是脏或者不卫生的表现。

▶ 耳屎也叫耵聍。

▶ 耳屎由外耳道外 ⅓ 处的特殊腺体分泌。

▶ 耳屎是一种天然防水剂，能够起到保护耳道内膜的作用。

▶ 耳屎也有杀菌的特性。

- ▶ 新分泌的耳屎是柔软的、金黄色的。
- ▶ 陈旧的耳屎会变得干燥，颜色变为棕色或黑色的。

耳道的自净功能

- ▶ 耳道本身具有自我清洁的功能。
- ▶ 耳道的皮肤会缓慢地移出耳道，携带着耳屎。耳屎逐渐变干燥，变成片状，最终脱落后从耳朵里掉出去。
- ▶ 有一部分人的耳朵会分泌较多的耳屎，对于这些人，定期清理耳屎是有必要的。
- ▶ 只有在出现症状的情况下，才需要清理耳屎。这些症状有听力下降、耳朵不适或闷胀、耳道堵塞。

使用棉签带来的问题

- ▶ 棉签会将耳屎推入耳道内，造成耳屎堆积从而出现症状。
- ▶ 耳道堵塞。
- ▶ 听力下降或者听声音模糊。
- ▶ 水潴留在耳道内导致耳道内过度潮湿（可引起游泳性耳炎）。
- ▶ 耳道痒或疼痛，尤其是频繁使用棉签掏耳朵的青少年。耳道过于干燥会导致瘙痒。
- ▶ 有时，可能会引起鼓膜出血或损伤。
- ▶ 美国每年因使用棉签导致耳道损伤的有超过 10 000 例，其中造成鼓膜穿孔的有超过 2000 例。应避免幼儿接触棉签。

避免耳道堵塞

- ▶ 不要将棉签放入外耳道。
- ▶ 棉签会将耳屎推入外耳道深部（**原因**：通常棉签的直径比儿童耳道的直径要大）。
- ▶ 耳屎可以从耳朵中自行掉出来，不要着急。
- ▶ 不要用牙签、筷子或其他物品掏耳朵，通常这样做只会把耳屎推回耳道内。
- ▶ 这些物品还会损伤耳道而引起感染。
- ▶ 如果所有的耳屎都被清除干净（如用棉签），那么外耳道会变得瘙痒，也更容易患游泳性耳炎。这也可能发生在青少年身上。
- ▶ 避免使用耳塞。

什么时候联系医生

如果有以下情况，请立即联系医生（无论白天还是晚上）

▶ 将外物（如棉签）插入耳道内，耳朵疼痛或流血。

▶ 耳痛，发生在冲洗耳道清除耳屎后，症状非常严重。

▶ 走路不稳。

▶ 孩子看起来很虚弱。

▶ 家长认为孩子需要联系医生，状况很紧急。

如果有以下情况，请在 24 小时内联系医生

▶ 冲洗耳道清除耳屎 1 小时后仍有耳痛。

▶ 耳道流脓（黄色或绿色分泌物）。

▶ 家长认为孩子需要面诊医生，状况不紧急。

如果有以下情况，请在工作时间联系医生

▶ 有耳膜穿孔、引流管放置或耳部手术病史（**注意**：不要在家清除耳屎）。

▶ 双耳听觉丧失。

▶ **年龄**：6 岁以下儿童有关耳屎的问题。

▶ 按照本章指导实施家庭护理后耳屎的问题无改善。

▶ 不想在家自行清除耳屎。

▶ 家长有其他问题或担忧。

如果有以下情况，可以在家护理

▶ 关于耳屎清除的一些问题。

照护建议

❶ **关于耳屎堆积，家长应该知道的事情**

■ 耳屎是有益处的。

- 一般来说不需要特殊处理。
- 耳屎可以从耳道里自行掉出来。
- 如果耳道口有耳屎，可以将耳屎清除，注意应使用一些不会将耳屎重新推入耳道内的工具。

❷ 需要冲洗耳道的情况

- 一侧耳道完全被耳屎堵塞，该侧耳朵听觉丧失。
- 如果一侧耳朵听力正常，说明这一侧只是部分堵塞，不需要处理。

❸ 6 岁以上儿童：用水冲洗耳道

- 6 岁以下儿童或者小宝宝，需要在医生的指导下冲洗耳道。
- 从药店购买洗耳球，不需要处方。
- 让孩子身体靠着水池（**原因：**为了接住水）。
- 使用温水（与体温一致）（**原因：**为了避免头晕）。
- 轻轻地将水注入耳道，然后让孩子头倾斜，使水流出。可能需要重复 3~4 次。
- 如果耳屎没有被冲出，则让孩子头倾斜，有耳屎一侧朝下进行冲洗，保持有耳屎一侧耳道朝向地面，在重力的作用下水会将耳屎冲出（瀑布效应）。
- **何时结束：**冲洗耳道，直至流出的水中没有耳屎为止。同时，用灯照向耳道看，外耳道是通畅的。
- 最后，仔细将耳朵擦干。可以往外耳道滴 1 滴酒精来帮助外耳道干燥，也可以将吹风机调至低挡，在离耳朵约 30 cm 处吹大约 10 秒钟。

❹ 注意：耳道冲洗

- 如果孩子鼓膜穿孔或耳朵放置了引流管，则不能进行冲洗。
- 冲洗过程中，如果孩子出现疼痛或头晕，需要及时停止冲洗。
- 不要用喷水式洗牙器进行耳道冲洗（**原因：**洗牙器的压力会引起耳道疼痛）。

❺ 滴耳液：连续使用 4 天以软化耳屎

- 如果耳屎很硬，在进行耳道冲洗前先软化耳屎，应使用滴耳液来软化耳屎。
- **自制滴耳液：**用等量的水稀释过氧化氢溶液，或者由医生推荐。
- **药店出售滴耳液：**去除耳屎滴耳液［如戴布罗町柠滴耳液（Debrox）］，不需要处方。

■ **用法用量：**患侧耳朵每次 5 滴，每天 2 次，共 4 天。

❻ 滴耳液的用法

■ 孩子侧躺，患侧耳朵朝上。

■ 向外耳道滴入 5 滴。

■ 保持这一姿势 10 分钟。

■ 然后，患侧耳朵朝下侧躺，让滴耳液流到纸巾上。

■ 每天 2 次，共 4 天。

■ 随后进行耳道冲洗，将耳屎冲出。

❼ 滴耳液应用注意事项

■ 如果孩子鼓膜穿孔或耳朵放置了引流管，不能使用滴耳液。

■ 如果使用过程中出现疼痛，应及时停止。

❽ 6 岁以前清除耳屎

■ 这个年龄段清除耳屎是比较困难的。

■ 耳屎可以从耳朵中自行掉出来，可能不需要清除。不要使用棉签。

■ 在医生的建议下使用滴耳液及进行耳道冲洗，当然，这也应该在诊室中进行。

❾ 如果有以下情况，请联系医生

■ 耳道冲洗后听力没有恢复。

■ 出现耳痛。

■ 孩子的情况变得更糟。

■ 家长认为孩子需要面诊医生。

记住，如果孩子出现上述"联系医生"中的任一情况，请及时联系医生。

第 5 部分

鼻部症状

第 15 章
普通感冒

定义

▶ 由病毒感染引起的流涕和咽痛。

▶ 家长认为孩子感冒了（**原因**：其他家庭成员、朋友或同学有相同症状）。

▶ 也称为上呼吸道感染。

如果有以下情况，请参考其他章节

▶ 因过敏引起流涕，见第 17 章"鼻过敏（花粉症）"。

▶ 咳嗽是主要症状，见第 26 章"咳嗽"。

▶ **年龄**：5 岁以上的孩子眼周或颧骨周围疼痛，见第 16 章"鼻窦疼痛或堵塞"。

普通感冒的症状

▶ 流涕或鼻塞。

▶ 病初鼻涕颜色清亮，后逐渐变为灰白色，也可以是黄色或绿色的。

▶ 起病初期通常伴有发热。

▶ 咽痛常常是初发症状之一。

▶ 有时还可能出现咳嗽、声音嘶哑、流泪和颈部淋巴结肿大等症状。

普通感冒的病因

▶ 普通感冒由多种呼吸道病毒引起，免疫力正常的儿童每年会感冒 6 次左右。

▶ 流行性感冒病毒感染症状通常会更严重，一般会出现发热和肌肉疼痛。

▶ 普通感冒一般不严重。5%~10% 的儿童感冒后会出现并发症，其中最常见的是细菌感染导致的耳部或鼻窦炎症。

普通感冒：病毒感染的症状

▶ 普通感冒可引起流涕、咽痛、声音嘶哑、咳嗽或喉炎，也可引起鼻腔、鼻窦或耳朵堵塞，以及眼睛发红、流泪等症状。因为感冒时会出现多种症状，所以感冒是就诊的常见原因。

▶ 普通感冒也是门急诊就诊的首要原因。在本章的帮助下，家长可以减少不必要的就医烦恼。下列感冒症状是正常的，不需要就诊。

- 发热不超过 3 天（除非体温高于 40.0 ℃）。
- 咽痛不超过 5 天（伴有其他感冒症状）。
- 流涕和鼻塞不超过 2 周。
- 咳嗽不超过 3 周。

普通感冒：继发性细菌感染的症状（并发症）

▶ 根据本章内容，判断孩子是否出现了并发症。这种情况发生在 5%~10% 的感冒儿童中。许多患儿会出现耳部或鼻窦感染，主要症状如下。

- 耳痛或耳部有分泌物。
- 不能通过冲洗鼻腔缓解的鼻窦疼痛。
- 眼睑内有大量脓性分泌物（睡觉后眼睑粘在一起）。
- 呼吸困难或呼吸急促（可能患有肺炎）。
- 发热持续 3 天以上。
- 热退体温正常 24 小时后再次发热。
- 咽痛持续 5 天以上（可能患有链球菌性咽炎，见第 20 章）。
- 流涕持续 2 周以上。
- 咳嗽持续 3 周以上。

呼吸困难：如何识别

▶ 呼吸困难是需要立即就医的指征。呼吸困难在医学上被称为呼吸窘迫，以下是需要警惕的相关症状。

- 用力呼吸或呼吸急促。
- 呼吸费力，孩子几乎不能说话或哭闹。
- 每次呼吸时肋骨处被牵拉凹陷（三凹征）。
- 呼吸声音大（如喘鸣）。
- 呼吸比正常快很多。
- 嘴唇或面部青紫。

什么时候联系医生

如果有以下情况，请立即拨打"120"（孩子可能需要救护车）

▶ 严重呼吸困难（每一次呼吸都费力，几乎不能说话或哭闹）。

▶ 家长认为孩子出现了危及生命的紧急情况。

如果有以下情况，请立即前往急诊

▶ 每次呼吸时肋骨处被牵拉凹陷（三凹征）。

如果有以下情况，请立即联系医生（无论白天还是晚上）

▶ 清醒时反应差（迷迷糊糊的）。

▶ 不严重的呼吸困难。

▶ 出现喘鸣（呼噜声或哨声）。

▶ 呼吸比正常快很多。

▶ 吞咽困难和新出现流涎症状。

▶ 高风险儿童（如患有慢性肺部疾病的孩子）。

▶ 免疫缺陷（如镰状细胞病、艾滋病、癌症、器官移植或口服类固醇）。

▶ 体温超过 40.0℃。

▶ **年龄**：12 周龄以下的婴儿发热（**注意**：就诊前，不要给宝宝用退热药）。

▶ 孩子看起来或表现得非常虚弱。

▶ 家长认为孩子需要就医并且情况很紧急。

如果有以下情况，请在 24 小时内联系医生

▶ **年龄**：6 月龄以下的婴儿。

▶ 耳痛或耳部有分泌物。

▶ 眼睑内有黄色或绿色的分泌物。

▶ 颧骨或眼睛周围的鼻窦区疼痛（不仅仅是堵塞）。

▶ 发热持续 3 天以上。

▶ 热退体温正常 24 小时后再次发热。

▶ 家长认为孩子需要就医但情况并不紧急。

如果有以下情况，请在工作时间联系医生

▶ 鼻塞影响睡眠。

▶ 鼻孔内有黄色结痂（需要使用抗生素软膏）。

▶ 咽痛持续 5 天以上。

▶ 鼻窦堵塞（肿胀）持续 14 天以上。

▶ 流涕持续 14 天以上。

▶ 家长还有其他问题或疑虑。

如果有以下情况，可以在家护理

▶ 轻度感冒，无并发症。

照护建议

❶ 关于普通感冒，家长应该知道的事情

■ 很多病毒感染都会引起感冒。免疫力正常的儿童每年会感冒 6 次左右。每经历一次感冒，孩子的身体就会对这种病毒产生免疫力。

■ 当孩子感冒时，大多数父母都会知晓。有时父母或者其他同校儿童也会感冒。大多数情况下，无须联系医生或带孩子就诊。如果孩子出现并发症，例如耳痛或症状持续时间过长，则需要联系医生。

■ 感冒一般可持续约 2 周，不治疗也能自愈。

■ 有很多缓解症状的好方法。大多数感冒的初发症状之一是流鼻涕，3~4 天后出现鼻塞。每种症状的治疗方法不同。

❷ 流涕多：擤鼻涕或吸鼻涕

■ 鼻涕可将病菌从鼻腔和鼻窦中冲出。

■ 擤鼻涕是必要的。在孩子 2~3 岁时，可以开始教他擤鼻涕。

■ 对于年龄较小的儿童，可使用吸鼻器轻轻吸出鼻涕。

■ 用温水清洗皮肤后在鼻孔处涂抹凡士林，可防止鼻孔皮肤发红。

❸ 用生理盐水冲洗鼻腔缓解鼻塞

■ 用生理盐水滴鼻剂或喷雾剂软化干燥的鼻分泌物。如果没有生理盐水，可以

用水替代，如蒸馏水、瓶装水或煮沸过的自来水。

- 　**第 1 步**：每个鼻孔滴入 3 滴。**年龄**：如果孩子小于 1 岁，每次滴 1 滴。
- 　**第 2 步**：堵住一侧鼻孔的同时，给另一侧鼻孔擤鼻涕（或吸鼻涕），之后换边进行。
- 　**第 3 步**：重复滴鼻和擤鼻涕（或吸鼻涕），直到分泌物清亮。

■ **频率**：当孩子鼻塞影响呼吸时，需要冲洗鼻腔。

■ **年龄**：如果孩子小于 1 岁，每天不超过 4 次。可在母乳喂养或人工喂养前进行。

■ 任何药店都可以买到生理盐水滴鼻剂或喷雾剂，无须开处方。

■ **为什么需要鼻冲洗**：单独吸鼻涕或者擤鼻涕无法清除干燥或黏稠的鼻分泌物。此外，鼻腔堵塞会导致婴儿不能用奶瓶喝奶或喝水。

■ **其他选择**：使用温水淋浴以稀释鼻腔黏液。吸入潮湿空气后，给孩子擤鼻涕。

■ 对于年幼儿童，可以使用湿棉签清除黏稠的鼻涕。

❹ 补充液体

■ 鼓励孩子大量饮水。

■ **目标**：让孩子充分补水。

■ 可以稀释鼻腔内的黏液。

■ 还可以稀释肺部痰液，使之易于排出。

❺ 加湿器

■ 如果家里空气干燥，可使用加湿器。

■ **原因**：空气干燥会导致鼻分泌物黏稠。

❻ 普通感冒的药物治疗

■ **感冒药**：不要去药店给幼儿开任何感冒药或镇咳药，美国食品药品监督管理局尚未批准其用于 6 岁以下儿童（**原因**：不安全，可能导致严重副作用）。此外，它们对减轻病情也没有帮助（**原因**：无法清除鼻腔中的黏液）。生理盐水鼻冲洗效果最佳。

■ **抗过敏药物**：除非孩子鼻过敏，否则这些药物无效。另外，这些药物可能有助于治疗过敏性咳嗽。

■ **不需要使用抗生素**：抗生素对治疗感冒没有帮助。如果孩子出现耳部或鼻窦感染，可以使用抗生素。

❼ 其他感冒症状的治疗

■ **疼痛或发热**：使用对乙酰氨基酚（如泰诺林）或布洛芬（如美林）治疗肌肉疼痛、咽痛或头痛，也可以使用这些药物治疗 39.0℃ 以上的发热。

■ **咽痛**：6 岁以上的孩子可以吸吮硬糖果，1 岁以上儿童可以喝温热的鸡汤。一些儿童偏好冷食，如冰棒或冰激凌。

■ **咳嗽**：1 岁以上的儿童，可给予 ½~1 茶匙（2.5~5 mL）蜂蜜（**注意**：1 岁前请勿食用蜂蜜）。6 岁以上的孩子可使用止咳糖，6 岁以内的儿童避免使用（**原因**：有窒息风险）。

■ **眼睛发红**：用湿棉球清洗眼睑。

❽ 返校

■ 孩子退热后，自我感觉良好，能够参加正常活动，就可以返校。实际上，感冒的传播是无法预防的。

❾ 预期康复过程

■ 发热可持续 2~3 天。

■ 流涕可持续 7~14 天。

■ 咳嗽可持续 2~3 周。

❿ 如果有以下情况，请联系医生

■ 出现呼吸困难。

■ 出现耳痛。

■ 发热持续 3 天以上或超过 40.0℃。

■ 12 周龄以下婴儿出现发热。

■ 流涕持续 14 天以上。

■ 咳嗽持续 3 周以上。

■ 孩子病情恶化。

■ 家长认为孩子需要面诊医生。

⓫ 额外建议：感冒时乘飞机出行

- 孩子感冒时乘飞机是安全的。
- 孩子在飞行时可能出现轻微的耳部充血，甚至短暂的耳痛。大多数情况下，这些是可以预防的。
- 乘飞机不会引起耳朵感染。

⓬ 额外建议：防止乘坐飞机时出现耳部充血

- 症状大多在飞机降落时出现，发生在飞机着陆前 15 分钟内。
- 在飞机起降过程中，让孩子保持清醒。
- 在飞机降落过程中，让孩子吞咽液体或吸吮奶嘴。
- 在飞机降落过程中，4 岁以上儿童可以咀嚼口香糖。
- 在飞机降落过程中，打哈欠也可以使中耳保持开放。
- 在整个飞行过程中大量饮水，可以防止鼻分泌物变干。

　　记住，如果孩子出现上述"联系医生"中的任一情况，请及时联系医生。

第 16 章
鼻窦疼痛或堵塞

定义

▶ 面部鼻窦区的胀感、受压感或疼痛。

▶ 鼻窦区疼痛出现在眉毛上方、眼睛后方以及颧骨下方。

▶ 其他常见症状包括鼻塞、流涕或鼻后滴漏。

如果有以下情况，请参考其他章节

▶ **年龄：** 小于 5 岁的孩子，表现不像鼻窦堵塞或疼痛，见第 15 章"普通感冒"。

▶ 鼻过敏引起鼻腔堵塞，见第 17 章"鼻过敏（花粉症）"。

症状

▶ 通常仅一侧面部出现疼痛或受压感。

▶ 仅单眼周围肿胀。

▶ 其他常见症状有鼻孔不通气或堵塞、流鼻涕。鼻涕可能会流至喉咙后部，被称为鼻后滴漏。

▶ 较少见的症状有口腔异味或张口呼吸。此外，可能出现咽喉痛和由鼻后滴漏导致的清嗓。

▶ 对于 5 岁前的孩子，鼻窦疼痛不是常见的症状。

鼻窦堵塞的原因

▶ **病毒性鼻窦炎：** 感冒的常见症状之一，病毒会感染鼻黏膜，包括鼻窦黏膜。

▶ **细菌性鼻窦炎：** 鼻窦细菌感染，发生于约 5% 的感冒儿童中。病初表现为病毒性鼻窦感染。主要症状是鼻窦疼痛加重和反复发热，眼睑或面颊周围皮肤可能发红或肿胀。流脓涕持续超过 14 天可能提示鼻窦感染。可能发生在年龄较小的儿童中。

▶ **过敏性鼻窦炎：** 鼻窦堵塞通常与鼻过敏（如花粉过敏）同时发生。打喷嚏、鼻痒和流清涕提示该病因。

鼻窦堵塞的治疗

▶ **病毒性鼻窦炎**：生理盐水冲洗鼻腔，抗生素无效。

▶ **细菌性鼻窦炎**：口服抗生素。

▶ **过敏性鼻窦炎**：使用抗过敏药物治疗鼻过敏，通常有助于缓解鼻窦症状。

▶ **流脓涕**：当鼻分泌物阻塞鼻腔时，需要用生理盐水进行冲洗。此外，如果孩子经鼻呼吸困难，则需要进行治疗。如果呼吸时鼻部声音重，可能是干燥的鼻分泌物在鼻腔深处，生理盐水鼻冲洗可将其去除。

感冒时鼻涕的颜色

▶ 在感冒的不同阶段，鼻分泌物的颜色会出现变化，这是正常现象。

▶ 病初鼻涕清亮，随后变得混浊。

▶ 有时会在几天后变为黄色或绿色的，这仍然是正常现象。

▶ 有颜色的分泌物常见于睡眠后、使用抗过敏药物后或处于湿度较低的环境中时（**原因**：减少了鼻分泌物的产生）。

细菌性鼻窦炎：何时怀疑

▶ 病毒性或细菌性鼻窦炎均可出现黄色或绿色鼻涕。如果分泌物变稠（如脓液），则怀疑细菌感染。但是，还需要伴随以下一种或多种症状。

　● 鼻窦疼痛，不仅仅是鼻窦堵塞，疼痛主要发生在颧骨下方或眼睛后方。

　● 鼻窦区的皮肤肿胀或发红。

　● 发热持续 3 天以上。

　● 热退体温正常 24 小时后再次发热。

　● 流涕和鼻后滴漏持续 14 天以上无好转。

什么时候联系医生

如果有以下情况，请立即拨打"120"（孩子可能需要救护车）

▶ 孩子无法活动或太虚弱以致站立不稳。

▶ 严重呼吸困难（每次呼吸都很费力，几乎不能说话或哭闹）。

▶ 家长认为孩子出现了危及生命的紧急情况。

如果有以下情况，请立即前往急诊

▶ 行为或言语混乱。

如果有以下情况，请立即联系医生（无论白天还是晚上）

▶ 不严重的呼吸困难（**例外**：清理鼻腔后呼吸困难好转）。

▶ 脸颊、额头或眼睛周围发红或肿胀。

▶ 严重头痛且进行性加重。

▶ 剧烈疼痛，应用本章的照护建议后未好转。

▶ 免疫缺陷（如镰状细胞病、艾滋病、癌症、器官移植或口服类固醇）。

▶ 体温超过 40.0℃。

▶ 孩子看起来或表现得非常虚弱。

▶ 家长认为孩子需要就医且情况很紧急。

如果有以下情况，请在 24 小时内联系医生

▶ 头痛持续 48 小时以上。

▶ 发热持续 3 天以上。

▶ 热退体温正常 24 小时后再次发热。

▶ 出现耳部疼痛。

▶ 鼻窦疼痛伴发热。

▶ 家长认为孩子需要就医但情况并不紧急。

如果有以下情况，请在工作时间联系医生

▶ 鼻冲洗或应用止痛药后 24 小时，鼻窦疼痛仍存在。

▶ 流浓稠的黄色或绿色脓涕，经鼻冲洗后未改善（**例外**：淡黄色或淡绿色分泌物是正常的）。

▶ 鼻窦堵塞和胀感持续 2 周以上。

▶ 流涕持续 14 天以上。

▶ 家长有其他问题或疑虑。

如果有以下情况，可以在家护理

▶ 感冒引起的鼻窦堵塞。

照护建议

❶ 关于鼻窦堵塞，家长应该知道的事情

■ 鼻窦堵塞是感冒的一种常见症状。

■ 正常情况下，在感冒的不同阶段鼻分泌物颜色会发生改变。病初颜色清亮，逐渐变得混浊，然后变为黄色或绿色的，最后变干燥。

■ 黄色或绿色分泌物在睡眠、应用抗组胺药或低湿度环境中更常见（**原因：**减少了鼻分泌物的产生）。

■ 通常鼻冲洗可预防细菌性鼻窦炎。

■ 抗生素对感冒导致的鼻窦堵塞无效。

❷ 用生理盐水冲洗鼻腔缓解鼻塞

■ 用生理盐水滴鼻剂或喷雾剂软化干燥的鼻分泌物。如果没有生理盐水，可以用水替代，如蒸馏水、瓶装水或煮沸过的自来水。青少年可以将水撩入鼻腔然后擤鼻涕。

  – **第 1 步：**每个鼻孔滴入 3 滴。

  – **第 2 步：**堵住一侧鼻孔的同时，给另一侧鼻孔擤鼻涕，之后换边进行。

  – **第 3 步：**重复滴鼻和擤鼻涕，直到擤出的分泌物清亮。

■ **频率：**鼻腔堵塞导致孩子无法用鼻子呼吸时，需要冲洗鼻腔。

■ **年龄：**如果孩子小于 1 岁，每天不超过 4 次。可在母乳喂养或人工喂养前进行。

■ 任何药店都可以买到生理盐水滴鼻剂或喷雾剂，无须开处方。

■ **为什么需要鼻冲洗：**单独吸鼻涕或者擤鼻涕无法清除干燥或黏稠的鼻分泌物。

■ **其他选择：**使用温水淋浴以稀释鼻腔黏液。吸入湿润空气后，给孩子擤鼻涕。

❸ **补充液体**

- 鼓励孩子大量饮水。
- **目标：** 让孩子充分补水。
- 可以稀释鼻腔内的黏液。
- 还可以稀释肺部痰液，使之易于排出。

❹ **加湿器**

- 如果家里空气干燥，建议使用加湿器（**原因：** 空气干燥会导致鼻分泌物黏稠）。

❺ **减轻鼻充血的鼻喷雾剂（年龄：12 岁及以上）**

- 仅在洗鼻后鼻窦仍堵塞时使用。使用长效剂型（如阿氟林）。
- **剂量：** 每侧鼻孔 1 喷，1 天 2 次。
- 使用前须清理鼻腔。
- 常规使用 1 天，此后有症状时使用。
- 使用不能超过 3 天（**原因：** 可引起再次堵塞）。
- 亦可口服减充血剂（如速达菲）改善鼻腔和耳朵堵塞症状。**副作用：** 可能会使人感到紧张或头晕。按说明书用药。

❻ **止痛药**

- 给予对乙酰氨基酚（如泰诺林）缓解疼痛。
- 亦可选择布洛芬（如美林）。
- 按需使用。

❼ **冷敷止痛**

- 使用冰袋缓解疼痛或肿胀，也可用湿布包裹的冰块代替。
- 将其放在鼻窦区 20 分钟。
- **注意：** 避免冻伤。

❽ **抗过敏药物**

- 如果孩子出现鼻过敏，可以使用抗过敏药物，最好使用长效抗过敏药物，如西替利嗪（**原因：** 这类药物不会导致孩子嗜睡）。**年龄：** 2 岁及以上。

■ 如果出现突发性症状，可以给予单次剂量的苯海拉明。**年龄：** 1 岁及以上。

■ 该药为非处方药。

❾ 预期康复过程

■ 按照本章的建议治疗，病毒性鼻窦堵塞通常在 7~14 天内好转。

■ 如果细菌在阻塞的鼻窦内繁殖可引起细菌性鼻窦炎，会导致发热和疼痛加剧，需要抗生素治疗。经治疗，症状会在几天内改善。

❿ 返校

■ 鼻窦感染不会传染。

■ 孩子退热后，自我感觉良好，能够参加正常活动，就可以返校。

⓫ 如果有以下情况，请联系医生

■ 经治疗，鼻窦疼痛持续 24 小时以上。

■ 鼻窦堵塞持续 2 周以上。

■ 发热持续 3 天以上。

■ 孩子病情恶化。

■ 家长认为孩子需要面诊医生。

> 记住，如果孩子出现上述"联系医生"中的任一情况，请及时联系医生。

第 17 章
鼻过敏（花粉症）

定义

▶ 鼻部的过敏反应，通常由花粉引起。

▶ 鼻子痒、流清涕和打喷嚏。

如果有以下情况，请参考其他章节

▶ 症状不像鼻过敏，见第 15 章"普通感冒"。

过敏性鼻炎的原因

▶ **原因**：鼻和鼻窦对吸入物质的过敏反应，这种疾病在医学上被称为过敏性鼻炎；引起过敏的物质被称为过敏原。大多数过敏原飘浮在空气中，然后进入鼻腔。以下为常见过敏原。

- **花粉**：树木、青草、杂草和真菌的花粉是最常见的。花粉会引起季节性过敏，树木的花粉在春季产生，青草花粉出现在夏季，杂草花粉则见于秋季。因为花粉存在于空气中，所以吸入花粉无法避免。大多数鼻过敏会持续整个花粉季节，可达 4~8 周。花粉会引起季节性过敏性鼻炎，也称为花粉症。

- **宠物**：过敏原也可能来自猫、狗、马、兔或其他动物。大多数人不会饲养使其过敏的宠物。他们仅在接触特定动物时出现偶发的过敏症状，这些症状通常会持续数小时。接触过猫的人会携带猫的毛屑，对猫过敏的人与之接触会出现短暂的过敏症状。如果家里养了会导致孩子过敏的宠物，孩子会一直存在过敏症状。

- **室内灰尘**：室内灰尘中含有许多过敏原，大多数情况下含有尘螨。湿度高的房间内会有霉菌。室内灰尘会导致全年的日常过敏症状，这种疾病在医学上称为常年性过敏性鼻炎。

鼻过敏症状

▶ 流清鼻涕、打喷嚏、吸鼻涕和鼻痒（100% 的鼻过敏儿童都会出现）。

▶ 也可能发生眼睛过敏，如眼睛痒、发红、流泪和浮肿等（70% 的鼻过敏儿童会出现）。

▶ 可能出现耳部和鼻窦的充血或堵塞。

▶ 有时也会感到咽喉刺痛或发痒。

▶ 有时还会出现耳道痒、皮肤瘙痒或声音嘶哑的症状。

季节性鼻过敏如何区别于普通感冒

▶ 花粉季节出现症状。

▶ 去年同月出现相同症状。

▶ 每种花粉引起的过敏症状会持续 6~8 周（感冒持续 1~3 周）。

▶ 过敏会伴有眼睛痒和鼻子痒，感冒不会有这些症状。

▶ 感冒会伴有发热和（或）咽痛，过敏不会有这些症状。

▶ 两者均会出现流涕和流泪，且均可伴有咳嗽症状，但过敏时咳嗽较少见。

鼻和眼睛过敏：发病年龄

▶ 季节性花粉过敏通常从 2~5 岁开始出现。

▶ 学龄儿童、青少年的症状达到高峰。

▶ 花粉症症状在 2 岁以下儿童中较为罕见。至少需要 2 个季节的花粉暴露才会导致花粉症。

▶ 2 岁以下儿童的慢性鼻部症状的原因有反复感冒、腺样体肥大或牛奶过敏。

▶ 1 岁以内儿童可发生食物过敏，但不会出现花粉过敏。

什么时候联系医生

如果有以下情况，请在 24 小时内联系医生

▶ 频繁咳嗽。

▶ 使用抗过敏药物后仍持续存在鼻窦疼痛（不仅仅是堵塞）（**注意：** 鼻窦疼痛位于颧骨下方或眼睛周围）。

▶ 家长认为孩子需要面诊医生。

如果有以下情况，请在工作时间联系医生

▶ 鼻过敏症状影响孩子上学或正常活动（**注意**：使用抗过敏药物 2 天无效）。

▶ 花粉症尚未确诊。

▶ 全年都出现鼻过敏症状。

▶ 经常出现打鼾症状。

▶ 家长有其他问题或担忧。

如果有以下情况，可以在家护理

▶ 确诊花粉症，且家长认为孩子不需要面诊医生。

照护建议

❶ **关于鼻过敏（花粉症），家长应该知道的事情**

■ 花粉症很常见，在儿童中发病率约为 15%。

■ 可以给予抗过敏药物治疗鼻部和眼部症状。

■ 花粉季节每天都有花粉随风飘散，因此需要每日服用抗过敏药物。花粉季节需要用药 2 个月甚至更长时间。

❷ **抗过敏药物**

■ 抗过敏药物称为抗组胺药，是治疗鼻过敏的首选药物。

■ 药物可减轻流鼻涕、鼻痒和打喷嚏等症状。

■ 控制症状的关键是在花粉季节每天服用抗过敏药物。

❸ **长效抗过敏药物**

■ 长效抗组胺药（如西替利嗪）是治疗鼻过敏的最佳药物，该药为非处方药。**年龄限制**：2 岁及以上。

■ **优势**：与上一代抗组胺药（如苯海拉明）相比，镇静的副作用更少。它是一种长效制剂，药效可持续 24 小时。

■ **剂量**：按说明书使用。

- **副作用：** 有时会在 24 小时内出现突发性症状。如果发生这种情况，可以给予单次剂量的苯海拉明。**年龄限制：** 1 岁及以上。
- **费用：** 向药店的药剂师咨询（**原因：** 成本低于知名品牌产品）。

❹ 清洗鼻腔以清除花粉

- 用生理盐水滴鼻剂或喷雾剂软化干燥的鼻分泌物以及清除花粉。如果没有生理盐水，可以用水替代，如蒸馏水、瓶装水或煮沸过的自来水。青少年可以将水撩入鼻腔，然后擤鼻涕。
  - **第 1 步：** 每个鼻孔滴入 3 滴。
  - **第 2 步：** 堵住一侧鼻孔的同时，给另一侧鼻孔擤鼻涕，之后换边进行。
  - **第 3 步：** 重复滴鼻和擤鼻涕，直到擤出的分泌物清亮。
- **频率：** 鼻腔堵塞导致孩子无法用鼻子呼吸或者鼻子很痒时，需要冲洗鼻腔。
- 任何药店都可以买到生理盐水滴鼻剂或喷雾剂，无须开处方。
- 可以自制生理盐水滴鼻剂，将半茶匙的食盐（2.5 mL）冲至 1 杯（240 mL）温水中。使用瓶装水或者煮沸过的自来水配制。
- **其他选择：** 使用温水淋浴以稀释鼻腔黏液。吸入湿润空气后，给孩子擤鼻涕。

❺ 眼睛过敏的护理

- 发生眼睛过敏时，先清洗面部（包括眼睑）以去除花粉或其他过敏物质。
- 然后用冰凉的湿毛巾冷敷。
- 通常通过口服抗过敏药物缓解眼部症状，有时也需要使用滴眼液。

❻ 首选抗组胺滴眼液（酮替芬）治疗眼睛过敏症状

- 酮替芬滴眼液（如富马酸酮替芬滴眼剂）是一种安全有效的产品，为非处方药物。
- **剂量：** 每 12 小时 1 滴。
- 对于严重过敏者，可以在花粉季节每天使用酮替芬滴眼液，保证较好的控制效果。

❼ 次选传统抗组胺滴眼液或血管收缩剂滴眼液治疗眼睛过敏症状

- 请药剂师推荐一个品牌（如优能减缓眼疲劳滴眼液 -A），其中 A 代表抗组胺药，为非处方药物。

■ **剂量：** 每 8 小时 1 滴。

■ 使用不得超过 5 天（**原因：** 反弹效应会导致眼睛发红）。

■ **缺点：** 效果不如酮替芬滴眼液。

❽ 清除身上的花粉

■ 睡前洗发洗澡，清除头发和皮肤上的花粉非常重要。

❾ 预期康复过程

■ 因为花粉过敏每年都会复发，所以要控制过敏症状。

❿ 如何减少吸入花粉

■ 花粉能在空气中播散。

■ 家中尽量关窗，至少应关闭孩子卧室的窗户。

■ 关闭车窗，空调设置成内循环模式。

■ 避免使用排气扇或吊扇，它们会将花粉带入室内。

■ 刮风的时候尽量待在室内（**原因：** 干燥多风时，花粉浓度会高很多）。

■ 避免与户外宠物玩耍（**原因：** 花粉会藏在宠物毛皮中）。

■ **花粉量：** 可通过气象局网站查询每日花粉浓度。

⓫ 如果有以下情况，请联系医生

■ 应用抗过敏药物 2 天后症状无好转。

■ 孩子病情恶化。

■ 家长认为孩子需要面诊医生。

　　记住，如果孩子出现上述"联系医生"中的任一情况，请及时联系医生。

第 18 章
鼻出血

定义

▶ 单侧或双侧鼻出血。

▶ 非外伤导致的鼻出血。

引起鼻出血的原因

▶ 鼻黏膜供血丰富，因此鼻出血很常见，常见原因如下。

- **自发性鼻出血**：大多数鼻出血的原因不明。

- **擦鼻涕**：擦鼻涕或挖鼻是最常见的已知原因，很难避免。

- **擤鼻涕**：用力擤鼻涕可能导致鼻出血。

- **吸鼻涕**：如果吸鼻涕时吸头插入过深，可能会引起鼻出血。

- **鼻窦炎**：主要症状是产生大量的干燥鼻分泌物和鼻塞，会导致频繁擤鼻涕和挖鼻。病毒感染导致的鼻窦炎较细菌感染更为常见。

- **鼻过敏**：主要症状是鼻子很痒，导致频繁擦鼻涕和擤鼻涕，这可能引起鼻出血。

- **空气干燥**：鼻腔黏膜干燥时更容易出血。冬天供暖会使鼻腔干燥。

- **抗过敏药物**：这些药物有助于缓解鼻部症状，但会导致鼻腔干燥。

- **布洛芬和阿司匹林**：这些药物会增加出血倾向。阿司匹林一般不用于儿童。

- **严重出血性疾病**：血小板或凝血因子减少或者活性异常。如果鼻出血无法停止、牙龈或小伤口渗血，应警惕出血性疾病。出血性疾病是频繁鼻出血的罕见原因。

什么时候联系医生

如果有以下情况，请立即拨打"120"（孩子可能需要救护车）

▶ 昏迷或站立不稳。

▶ 家长认为孩子出现了危及生命的紧急情况。

如果有以下情况，请立即前往急诊

▶ 正确按压鼻子 20 分钟后仍有大量出血。

如果有以下情况，请立即联系医生（无论白天还是晚上）

▶ 正确按压鼻子 10 分钟后出血仍未停止。

▶ 大量失血。

▶ 同时存在非外伤引起的新发皮肤瘀点、瘀斑或牙龈出血。

▶ 高风险儿童（如血小板减少或有其他出血性疾病的孩子）。

▶ 家长认为孩子需要面诊医生且情况很紧急。

如果有以下情况，请在 24 小时内联系医生

▶ 家长认为孩子需要面诊医生但情况并不紧急。

如果有以下情况，请在工作时间联系医生

▶ **年龄：** 1 岁以下的孩子。

▶ 1 周内新发鼻出血 3 次及以上。

▶ 长期以来鼻出血难以止住。

▶ 其他家庭成员也容易鼻出血。

▶ 家长有其他问题或疑虑。

如果有以下情况，可以在家护理

▶ 轻微鼻出血。

照护建议

❶ **关于鼻出血，家长应该知道的事情**

■ 鼻出血很常见。

■ 掌握正确的止血技巧，家长能自行应对鼻出血。

❷ 按压止血法

■ 用拇指和食指轻轻捏住鼻翼使之压向鼻中隔，持续按压出血点，同时让孩子头向前倾，保持 10 分钟。

■ 如果仍然有出血，则调整按压部位。

■ 在操作过程中，让孩子坐起来，用嘴呼吸。

■ 如果再次鼻出血，应用同样方式止血。

❸ 纱布止血法

■ 如果按压止血无效，可以将湿纱布或蘸有凡士林的纱布塞入出血侧鼻孔，按压 10 分钟（**原因：**这种方法可以对出血点施加更多压力）。

■ **特殊滴鼻剂：**如果孩子多次流鼻血，请购买一些减充血滴鼻剂（如阿氟林）。该药为非处方药，可使鼻腔血管收缩。在纱布上滴 3 滴药液，按前述方法按压（**注意：**1 岁以下孩子请勿使用减充血滴鼻剂）。

■ 没有纱布时，可使用纸巾代替。

■ 重复按压止血，轻轻按压鼻翼 10 分钟。

❹ 预防鼻出血

■ 如果家里空气干燥，请使用加湿器防止鼻腔干燥。

■ 擤鼻涕时动作要轻柔。

■ 使用吸鼻器时，不要插入过深，同时动作要轻柔。

■ 请勿使用阿司匹林和布洛芬（**原因：**这些药物会增加出血倾向）。

■ 鼻前部出血部位有时会出现结痂，可能愈合缓慢或者导致再次出血。如果发生这种情况，可以尝试以下方法：在该部位涂抹少量凡士林，每天 2 次，使用不超过 1 周。

❺ 预期康复过程

■ 如果按压位置正确，99% 以上的鼻出血会停止。

■ 可能需要正确按压 10 分钟，出血才能停止。

■ 在吞咽流出的鼻血后，孩子可能会吐出或咳出少许血液。

■ 也可能在鼻出血后第二天因吞咽血液排黑便。

❻ **如果有以下情况，请联系医生**

■ 正确按压鼻子 10 分钟后出血仍未停止。

■ 孩子病情恶化。

■ 家长认为孩子需要面诊医生。

> 记住，如果孩子出现上述"联系医生"中的任一情况，请及时联系医生。

第 6 部分

口腔及咽喉症状

第 19 章
咽痛

定义

▶ 咽喉疼痛或不适。

▶ 吞咽时加重。

▶ 非咽喉外伤导致。

如果有以下情况，请参考其他章节

▶ 主要症状是喘鸣，参见第 27 章 "急性喉炎"。

▶ 主要症状是咳嗽，参见第 26 章 "咳嗽"。

▶ 咽喉部外伤，参见第 23 章 "嘴部受伤"。

咽痛的原因

▶ **普通感冒**：大多数咽痛是感冒的一种症状。实际上，咽痛可能是感冒最初 24 小时内的唯一症状，之后才出现咳嗽和流涕。

▶ **病毒性咽炎**：一些病毒感染会引起咽痛，但不伴随其他症状，如咳嗽和流涕。抗生素治疗无效。

▶ **链球菌性咽炎**：A 组链球菌是最常见的致病菌。链球菌性咽炎占无感冒症状咽痛的 20%，在扁桃体上可见脓性分泌物。高发年龄为 5~15 岁，抗生素治疗有效。

▶ **传染性单核细胞增多症**：主要发生于青少年和青年，主要症状为咽痛、发热和广泛淋巴结肿大。与链球菌性咽炎相似，传染性单核细胞增多症也可出现扁桃体脓性分泌物。也可出现脾脏增大表现，脾脏位于胃的左上方。通过特殊血液检查可对该病进行诊断。

▶ **鼻后滴漏**：鼻窦感染分泌物流出对咽喉部产生刺激，可能引起咽痛，同时可伴清嗓表现。鼻窦感染时病毒感染较细菌感染常见。

▶ **张口呼吸**：睡眠期间张口呼吸可能引起咽痛，多数于吃完早餐后缓解。

- **扁桃体脓肿（严重）**：扁桃体细菌感染可扩散到周围组织。主要症状为重度吞咽困难、发热和单侧咽喉痛，也可出现张口困难。高发群体为青少年。
- **会厌炎（非常严重）**：声带上方的片状组织出现细菌感染，会厌在吞咽动作时会覆盖住气管。会咽炎的主要症状为重度咽痛、流涎、吐痰和发热。若出现气道梗阻，可能需要急救。按计划接种所有疫苗的儿童几乎不会发生会厌炎。

链球菌性咽炎：何时怀疑

- 症状包括咽痛、发热、头痛、腹痛、恶心和呕吐。
- 链球菌性咽炎通常不会出现咳嗽、声音嘶哑、眼睛发红和流鼻涕症状。如果出现这些症状，则更有可能是病毒感染。
- 猩红热样皮疹（弥漫性基底发红，摸上去类似砂纸的皮疹）一般是链球菌感染导致的。
- **高发年龄**：5~15 岁。除非家中有年长的孩子患病，否则 2 岁以下儿童中少见。
- 如果家长认为孩子患有链球菌性咽炎，请联系医生。
- 医生将进行链球菌检测。如果链球菌检测结果为阳性，将予以治疗。在链球菌检测结果出来之后再进行治疗是没有风险的。
- 标准治疗方案是口服抗生素。

婴幼儿的症状

- 2 岁以下的婴幼儿通常不会表达咽痛。如果孩子哭闹且不肯喝奶或不愿意吃喜欢的食物，说明孩子可能咽痛。

什么时候联系医生

如果有以下情况，请立即拨打"120"（孩子可能需要救护车）

- 严重呼吸困难（每一次呼吸都很费劲，无法说话或哭闹）。
- 皮肤出现紫色或红色瘀斑，伴发热。
- 家长认为孩子出现了危及生命的紧急情况。

如果有以下情况，请立即前往急诊

▶ 无法吞咽液体或者新出现流涎症状。

▶ 皮肤出现紫色或红色瘀斑，不伴发热。

如果有以下情况，请立即联系医生（无论白天还是晚上）

▶ 呼吸困难但不严重。

▶ 吞咽液体或吐痰困难。

▶ 无法完全张口。

▶ 颈强直或无法正常活动颈部。

▶ 出现脱水征象（如8小时以上无排尿、尿色深、口干、哭时无泪）。

▶ 免疫缺陷（如镰状细胞病、艾滋病、癌症、器官移植或口服类固醇）。

▶ 发热超过40.0℃。

▶ 孩子看起来或表现得非常虚弱。

▶ 家长认为孩子需要就医且情况很紧急（**注意：链球菌检测并不紧急**）。

如果有以下情况，请在24小时内联系医生

▶ 咽痛严重，服用布洛芬2小时后无缓解。

▶ 颈部淋巴结肿大。

▶ 身上出现大面积红色皮疹。

▶ 耳痛或者耳流脓。

▶ 颧骨下方或眼睛周围的鼻窦区疼痛（不仅仅是堵塞）。

▶ 发热持续3天以上。

▶ 热退体温正常24小时后再次发热。

▶ **年龄：** 2岁以下的孩子。

▶ 最近7天内接触过链球菌性咽炎患者。

▶ 皮肤出现溃疡。

▶ 家长认为孩子需要面诊医生但情况并不紧急（或需要进行链球菌检测）。

如果有以下情况，请在工作时间联系医生

▶ 咽痛为主要症状且持续48小时以上。

▶ 咽痛伴咳嗽或其他感冒症状，持续5天以上。

▶ 家长有其他问题或担忧。

如果有以下情况，可以在家护理

▶ 可能患有病毒性咽喉炎。

照护建议

❶ 关于咽痛，家长应该知道的事情

- 大多数咽痛只是感冒的症状之一，由病毒感染引起。
- 咳嗽、声音嘶哑或流鼻涕均提示由感冒引起的咽痛。
- 大多数咽痛儿童无须就医。

❷ 缓解咽痛

- **年龄：** 1 岁以上的孩子可以喝些温热的鸡汤或苹果汁。偏好冷食的儿童可吃冰棒或冰激凌。
- **年龄：** 6 岁以上的孩子可以含硬糖或棒棒糖，奶油糖果可能有帮助。
- **年龄：** 8 岁以上的孩子可以用温水或淡盐水漱口，也可以用液体抗酸剂代替食盐，该药为非处方药，可使用碳酸钙口服混悬液（兰达）或其他品牌。
- 咽喉止痛喷雾剂或含片通常无效。

❸ 止痛药

- 可给予对乙酰氨基酚（如泰诺林）缓解疼痛。
- 也可使用布洛芬（如美林）。
- 按需使用。

❹ 退热药

- 发热超过 39.0℃ 时给予对乙酰氨基酚（如泰诺林）退热。
- 也可使用布洛芬（如美林）。
- **注意：** 对于 39.0℃ 以下的发热，抗感染很重要。
- **适用于所有发热患者：** 补充充足的水分，给予大量冷饮。

❺ 流质食品和软食

- 尽量让孩子饮用足量的液体。
- **目标：** 让孩子充分补水。冷饮、奶昔、冰棒、冰激凌和冰冻果子露都是不错的选择。
- **固体食物：** 软食。此外，避免食用需要多次咀嚼的食物，避免食用柑橘类、偏咸或辛辣的食物（**注意：** 液体摄入比固体食物摄入重要得多）。
- 扁桃体肿胀会导致一些固体食物难以吞咽，可将食物切成小块。

❻ 返校

- 孩子退热后，自我感觉良好，能够参加正常活动，就可以返校。
- 大多数情况下，仅有咽痛表现无须缺课。
- 链球菌性咽炎患儿需要服用抗生素 12 小时以上。

❼ 预期康复过程

- 病毒性咽炎所致的咽痛通常会持续 4~5 天。

❽ 如果有以下情况，请联系医生

- 咽痛为主要症状且持续 48 小时以上。
- 咽痛伴感冒症状持续 5 天以上。
- 发热持续 3 天以上或超过 40.0℃。
- 孩子病情恶化。
- 家长认为孩子需要面诊医生。

　　记住，如果孩子出现上述"联系医生"中的任一情况，请及时联系医生。

第 20 章
链球菌性咽炎

定义

▶ 孩子被诊断为链球菌性咽炎。

▶ 医生判断孩子很可能患有链球菌性咽炎。

▶ 孩子的链球菌检测结果呈阳性。

▶ 孩子正在服用抗生素治疗链球菌性咽炎，但家长有一些疑虑。

▶ 家长认为发热或咽喉痛症状缓解速度不够快。

如果有以下情况，请参考其他章节

▶ 出现咽痛，但孩子尚未确诊链球菌性咽炎，见第 19 章 "咽痛"。

链球菌性咽炎症状

▶ 咽喉疼痛或不适。

▶ 吞咽时疼痛加重。

▶ 2 岁以下的婴幼儿通常不会表达咽痛。如果孩子哭闹且不肯喝奶或不愿意吃喜欢的食物，说明孩子可能咽痛。

▶ 其他症状包括发热、头痛、腹痛、恶心和呕吐。

▶ 链球菌性咽炎通常不伴咳嗽、声音嘶哑、眼睛发红和流鼻涕症状。如果出现这些症状，则有可能是病毒感染。

▶ 猩红热样皮疹（弥漫性基底发红，摸上去类似砂纸的皮疹）一般是链球菌感染导致的。

▶ 用灯照射见咽喉部颜色鲜红，扁桃体红肿并被脓液覆盖。

▶ **高发年龄：** 5~15 岁。除非家中有年长的孩子患病，否则 2 岁以下儿童中少见。

引起链球菌性咽炎的原因

▶ A 组链球菌是咽喉感染的唯一常见细菌，可导致链球菌性咽炎。

▶ 占咽痛伴发热疾病的 20%。

▶ 咽喉感染通常也会累及扁桃体，称为链球菌性扁桃体炎。

链球菌性咽炎的诊断

▶ 通过对咽喉分泌物样本进行链球菌检测可以确诊。

▶ 链球菌检测后再行治疗是没有风险的。

▶ 如果孩子出现感冒症状，通常不需要进行链球菌检测。

预防传染

▶ 正确洗手可以预防感染传播。

什么时候联系医生

如果有以下情况，请立即拨打"120"（孩子可能需要救护车）

▶ 严重呼吸困难（每一次呼吸都很费劲，无法说话或哭闹）。

▶ 晕厥或因虚弱无法站立。

▶ 皮肤出现紫色或红色瘀斑，伴发热。

▶ 家长认为孩子出现了危及生命的紧急情况。

如果有以下情况，请立即前往急诊

▶ 无法吞咽液体或者新出现流涎症状。

▶ 皮肤出现紫色或红色瘀斑，不伴发热。

如果有以下情况，请立即联系医生（无论白天还是晚上）

▶ 呼吸困难但不严重。

▶ 吞咽液体或咽唾液困难。

▶ 颈强直或无法正常活动颈部。

▶ 出现脱水征象（如 8 小时以上无排尿、尿色深、口干、哭时无泪）。

▶ 发热超过 40.0℃。

▶ 拒绝饮水或饮水量少持续 8 小时以上。

▶ 无法完全张口。

▶ 孩子看起来或表现得非常虚弱。

▶ 家长认为孩子需要就医且情况很紧急。

如果有以下情况，请在 24 小时内联系医生

▶ 血尿或者茶色尿。

▶ 应用抗生素 24 小时以上咽痛仍进行性加重（服用止痛药 2 小时后仍未缓解）。

▶ 应用抗生素 48 小时以上仍有发热或再次发热。

▶ 应用抗生素 3 天以上其他症状无好转。

▶ 家长认为孩子需要面诊医生但情况并不紧急。

如果有以下情况，请在工作时间联系医生

▶ 家长有其他问题或担忧。

如果有以下情况，可以在家护理

▶ 链球菌性咽炎应用抗生素治疗中，且无并发症。

照护建议

❶ 关于链球菌性咽炎，家长应该知道的事情

■ 学龄儿童咽喉和扁桃体感染中，由链球菌导致的占 20%。

■ 其余由病毒感染引起。

■ 链球菌性咽炎抗生素治疗效果好。

■ 并发症罕见。

❷ 口服抗生素

■ 治疗链球菌性咽喉感染需要处方抗生素药物。

■ 抗生素可以杀死引起链球菌性咽炎的细菌。

■ 按照处方用药。

■ 尽量不要漏服药物。

■ 抗生素须应用至症状完全缓解（**原因**：防止再次感染）。

❸ 缓解咽痛

■ **年龄**：1 岁以上的孩子可以喝些温热的鸡汤或苹果汁。偏好冷食的儿童可吃冰棒或冰激凌。

■ **年龄**：6 岁以上的孩子可以含硬糖或棒棒糖，奶油糖果可能会有帮助。

■ **年龄**：8 岁以上的孩子可以用温水或淡盐水漱口，也可以用液体抗酸剂代替食盐，该药为非处方药，可使用兰达或其他品牌。

■ 咽喉止痛喷雾剂或含片通常无效。

❹ 止痛药

■ 可给予对乙酰氨基酚（如泰诺林）缓解疼痛。

■ 也可使用布洛芬（如美林）。

■ 按需使用。

❺ 退热药

■ 发热超过 39.0℃ 时给予对乙酰氨基酚（如泰诺林）退热。

■ 也可使用布洛芬（如美林）。

■ **注**：对于 39.0℃ 以下的发热，抗感染很重要。

■ **适用于所有发热患者**：补充充足的水分，给予大量冷饮。

❻ 流质食品和软食

■ 尽量让孩子饮用足量的液体。

■ **目标**：让孩子充分补水。

■ 冷饮、奶昔、冰棒、冰激凌和冰冻果子露都是不错的选择。

■ **固体食物**：软食。此外，避免食用需要多次咀嚼的食物，避免食用柑橘类、偏咸或辛辣的食物（**注意**：液体摄入比固体食物摄入重要得多）。

■ 扁桃体肿胀会导致一些固体食物难以吞咽，可将食物切成小块。

❼ 预期康复过程

■ 链球菌性咽炎对抗生素反应敏感。

■ 发热通常在 24 小时内缓解。

■ 咽喉痛在 48 小时内开始好转。

❽ 返校

■ 孩子退热后可以返校。

■ 孩子自我感觉良好，能够参加正常活动。

■ 链球菌性咽炎患儿需要服用抗生素 12 小时以上。

❾ 如果有以下情况，请联系医生

■ 出现呼吸困难或流涎。

■ 有脱水表现。

■ 应用抗生素 2 天以上仍有发热。

■ 应用抗生素 3 天以上仍有咽痛。

■ 孩子病情恶化。

■ 家长认为孩子需要面诊医生。

　　记住，如果孩子出现上述"联系医生"中的任一情况，请及时联系医生。

第 21 章
淋巴结肿大

定义

► 一个或多个淋巴结增大。

► 大部分位于颈部。

► 也可能出现腋窝或腹股沟淋巴结增大。

► 身体一侧的淋巴结较对侧增大。

► 正常淋巴结的直径通常小于 1.3 cm，如豌豆或黄豆大小。

如果有以下情况，请参考其他章节

► 颈部淋巴结肿大且孩子出现咽痛，见第 19 章 "咽痛"。

淋巴结肿大的原因

► **颈部淋巴结：** 颈部淋巴结肿大最常见，这是因为儿童易患多种类型的呼吸道感染。

► **咽喉部病毒感染：** 这是颈部淋巴结肿胀的最常见原因。肿胀的淋巴结通常直径在 1.3~2.5 cm，双侧对称。

► **咽喉部细菌感染：** 咽喉部细菌感染引起的淋巴结肿大通常为单侧，可以明显增大，直径超过 2.5 cm。通常为扁桃体引流区的淋巴结肿大。

► **牙齿龋坏或脓肿：** 这会导致颌下淋巴结肿大、压痛，仅单个淋巴结受累，通常伴该侧下面部肿胀。

► **腋窝淋巴结肿大：** 病因包括皮肤感染（如脓疱疮）和皮疹（如毒藤皮疹）。

► **腹股沟淋巴结肿大：** 病因包括皮肤感染（如足癣）和皮肤异物（如小碎片）。

► **剃体毛：** 青春期女孩剃腿毛可能会导致隐匿感染。

► **多发淋巴结肿大：** 全身淋巴结肿大提示感染播散至血液，例如传染性单核细胞增多症。广泛皮疹如湿疹也可引起多发淋巴结肿大。

► **正常淋巴结：** 颈部和腹股沟淋巴结是始终存在且可触及的，约豆粒大小。

淋巴结的作用

▶ 淋巴结内充满白细胞，它们过滤由身体某些部位产生的淋巴液，有抗感染作用。

▶ **颈前淋巴结**：引流鼻部、咽喉部和下面部区域。

▶ **颈后淋巴结**：引流头皮区域。

▶ **腋窝淋巴结**：引流手臂和上胸壁。

▶ **腹股沟淋巴结**：引流腿部和下腹壁。

用于估算淋巴结大小的常见物体

▶ **豌豆**：直径 6 mm。

▶ **1 角硬币**：直径 1.9 cm。

▶ **1 元硬币**：直径 2.5 cm。

▶ **高尔夫球**：直径 3.8 cm。

▶ **网球**：直径 6.4 cm。

什么时候联系医生

如果有以下情况，请立即联系医生（无论白天还是晚上）

▶ 颈部淋巴结肿大导致呼吸、吞咽或饮水困难。

▶ 发热超过 40.0℃。

▶ 淋巴结表面的皮肤发红。

▶ 淋巴结在 6 小时内明显变大。

▶ 孩子看起来或表现得非常虚弱。

▶ 家长认为孩子需要面诊医生且情况很紧急。

如果有以下情况，请在 24 小时内联系医生

▶ 淋巴结直径在 2.5 cm 及以上。

▶ 触感非常柔软。

▶ **年龄**：3 个月以内的孩子。

▶ 淋巴结肿大影响颈部、手臂或腿部活动。

▶ 牙痛伴颌下淋巴结肿大。

▶ 发热持续 3 天以上。

▶ 家长认为孩子需要面诊医生，但情况并不紧急。

如果有以下情况，请在工作时间联系医生

▶ 发现颈部淋巴结肿大伴咽痛。

▶ 身体 2 个及以上部位的较大淋巴结肿大。

▶ 淋巴结肿大的原因不明确。

▶ 淋巴结肿大持续 1 个月以上。

▶ 家长有其他问题或担忧。

如果有以下情况，可以在家护理

▶ 淋巴结轻度肿大。

照护建议

❶ **关于正常淋巴结，家长应该知道的事情**

　■ 如发现有一个豌豆或黄豆大小的淋巴结，这是正常现象。正常淋巴结直径小于 1.3 cm。

　■ 不要特意寻找淋巴结，因为它们总是能被找到，尤其是在颈部和腹股沟区域。

❷ **关于病毒感染引起的淋巴结肿大，家长应该知道的事情**

　■ 咽喉病毒感染和感冒会导致颈部淋巴结变大，其大小可能加倍，可出现压痛。

　■ 该反应是正常的，这意味着淋巴结正在准备对抗感染。

❸ **止痛药**

　■ 可给予对乙酰氨基酚（如泰诺林）缓解疼痛。

　■ 也可使用布洛芬（如美林）。

　■ 按需使用。

❹ 退热药

- 发热超过 39.0℃ 时给予对乙酰氨基酚（如泰诺林）退热。
- 也可使用布洛芬（如美林）。
- **提示：** 对于 39.0℃ 以下的发热，抗感染很重要。
- **适用于所有发热患者：** 补充充足的水分，给予大量冷饮。

❺ 不要挤压

- 不要挤压淋巴结。
- **原因：** 这可能会导致淋巴结不能缩小至正常大小。

❻ 返校

- 淋巴结肿大无传染性。
- 如果淋巴结肿大是由病毒感染引起的，孩子可以返校。待孩子退热、自我感觉良好、能够参加正常活动后，方可返校。

❼ 预期康复过程

- 感染痊愈后，淋巴结慢慢恢复至正常大小。
- 这可能需要 2~4 周。
- 淋巴结不会完全消失。

❽ 如果有以下情况，请联系医生

- 淋巴结直径在 2.5 cm 及以上。
- 淋巴结肿大持续 1 个月以上。
- 孩子病情恶化。
- 家长认为孩子需要面诊医生。

> 记住，如果孩子出现上述"联系医生"中的任一情况，请及时联系医生。

第 22 章
口腔溃疡

定义

► 口腔内壁黏膜出现疼痛、浅表溃疡（糜烂）。

► 糜烂可出现在牙龈、嘴唇内侧、颊黏膜或舌头上。

► 外嘴唇糜烂（如唇疱疹）。

口腔溃疡或糜烂的原因

► **口疮**：5 岁以上儿童嘴部出现 1~2 个溃疡的主要原因。

► **手足口病**：口腔多发性溃疡的最常见原因，溃疡主要分布在舌部和口腔内壁两侧。大多数儿童的手掌及脚掌也会有小而深的水疱。该病由柯萨奇病毒感染引起，多发于 1~5 岁儿童。

► **疱疹性龈口炎**：首次感染疱疹病毒可能症状非常严重，可能导致牙龈、舌头和嘴唇内壁出现 10 个以上小水疱，也可出现外嘴唇和口周皮肤疱疹，双侧均会出现。同时，可伴有发热、疼痛和吞咽困难。该病高发年龄为 1~3 岁，可能在接触患有活动性唇疱疹的年长儿童或成人后发病，通常通过感染者亲吻孩子传播。

► **复发性唇疱疹**：溃疡见于外嘴唇，仅发生于一侧，口腔内无疱疹。每年可复发数次，且位于同一处。约 20% 的青少年和成人会发生复发性唇疱疹。

► **口腔受伤**：常见的受伤方式为咬伤舌头或颊内侧，也可能是刷牙时牙刷导致的损伤。口腔内壁愈合时呈白色，如果忘记受伤病史，可能会被认作口疮。

► **口腔烫伤**：热食（如比萨）可能引起口腔溃疡，伤口在愈合过程中也会发白。

口疮的病因

► 口疮有许多病因。

► 轻微的口腔损伤会引起口腔溃疡，例如吃粗糙的食物或者用硬毛牙刷刷牙。咀嚼时咬伤自己可能导致口腔溃疡。

► 食物过敏或食用刺激性食物也可能是诱发因素。

▶ 维生素缺乏也可能是其中一个诱因。如果孩子挑食，可能会发生维生素缺乏症。

▶ 口疮可能有家族易感性（遗传）。

▶ 通常情况下，致病原因不详。

口疮的症状

▶ 中心为白色、周围有红晕的小溃疡。

▶ 直径通常小于 6 mm。

▶ 见于嘴唇内侧和颊黏膜。

▶ 即使在不吃东西的情况下，仍有剧烈疼痛。

▶ 通常 1 次出现 1 个，有时为 2~3 个。

▶ 无发热或其他症状。

什么时候联系医生

如果有以下情况，请立即拨打"120"（孩子可能需要救护车）

▶ 孩子无法活动或太虚弱以致站立不稳。

▶ 家长认为孩子出现了危及生命的紧急情况。

如果有以下情况，请立即联系医生（无论白天还是晚上）

▶ 口腔内有导致溃疡的化学物质。

▶ 出现脱水征象（如 8 小时以上无排尿、尿色深、口干、哭时无泪）。

▶ 孩子看起来或表现得非常虚弱。

▶ 家长认为孩子需要面诊医生且情况很紧急。

如果有以下情况，请在 24 小时内联系医生

▶ 出现 4 个或以上溃疡。

▶ 嘴唇出血结痂。

▶ 牙龈发红、肿胀、疼痛。

▶ 外嘴唇出现糜烂或水疱。

▶ 牙龈溃疡导致牙痛。

▶ 发热或脸颊肿胀。

▶颌下淋巴结肿大。

▶用药后出现溃疡。

▶家长认为孩子需要面诊医生但情况并不紧急。

如果有以下情况，请在工作时间联系医生

▶怀疑是唇疱疹。

▶口腔溃疡持续 2 周以上。

▶家长有其他问题或疑虑。

如果有以下情况，可以在家护理

▶怀疑是口疮。

照护建议

❶ 关于口腔溃疡，家长应该知道的事情

■口疮是口腔溃疡最常见的原因。

■表现为颊黏膜、嘴唇内侧或牙龈部位 1~3 个白色、疼痛的溃疡（不伴发热）。

■病因可能为粗糙食物损伤、牙刷损伤、咬伤或食物刺激。

❷ 使用液体抗酸剂缓解疼痛（年龄：1 岁及以上）

■可以使用液体抗酸剂缓解口腔疼痛（如兰达或其他市售品牌）。按需用药，每天 4 次，饭后最佳。

■**年龄：**1~6 岁。在嘴上滴几滴，或用棉签湿敷。

■**年龄：**6 岁以上。取 1 茶匙（5 mL）的量当作漱口水。尽可能使液体长时间接触溃疡处，然后吐出来。若吞服也是安全的。

■在购买液体抗酸剂前也可用蜂蜜代替，使用方法同抗酸剂。1 岁以下孩子避免食用蜂蜜。

■**注意：**不要使用普通漱口水，可能会导致溃疡处疼痛。

❸ 止痛药

■可给予对乙酰氨基酚（如泰诺林）缓解疼痛。

- 也可使用布洛芬（如美林）。
- 按需使用。

❹ 流质食品和软食

- 尽量让孩子饮用足量的液体。
- **目标：** 让孩子充分补水。
- 冷饮、奶昔、冰棒、雪糕和冰冻果子露是不错的选择。
- **固体食物：** 软食、非刺激性食物，如通心粉和奶酪。其他选择包括土豆泥、牛奶麦片、冰激凌等。
- 此外，避免食用需要多次咀嚼的食物，避免食用柑橘类、偏咸或辛辣的食物（**注意：** 液体摄入比固体食物摄入重要得多）。
- 对于婴幼儿，需要停止奶瓶喂养，使用杯子、勺子或注射器代替（**原因：** 吸吮奶嘴会加剧疼痛）。

❺ 返校

- 口疮不会传染，患有口疮的儿童无须缺课。
- 发热儿童经医生检查后方可返校。
- 此外，多发口腔溃疡儿童经医生检查后方可返校。

❻ 预期康复过程

- 口腔溃疡会在 1~2 周内自愈。
- 发生口腔溃疡后，任何治疗都无法缩短病程。
- 治疗有助于减轻疼痛。

❼ 如果有以下情况，请联系医生

- 口腔溃疡持续 2 周以上。
- 孩子病情恶化。
- 家长认为孩子需要面诊医生。

> 记住，如果孩子出现上述"联系医生"中的任一情况，请及时联系医生。

第 23 章
嘴部受伤

定义

▶ 嘴唇和口腔受伤。

▶ 包括颊内侧和口腔顶部（硬腭和软腭）。

▶ 口腔前部，包括舌头、上唇系带（上唇下的皮瓣）。

▶ 口腔后部，包括扁桃体和咽喉。

如果有以下情况，请参考其他章节

▶ 牙齿受伤，见第 24 章"牙齿损伤"。

嘴部受伤的类型

▶ **舌**：舌头或颊内侧的伤口是最常见的嘴部损伤，通常是由于进食时不小心咬伤的。舌咬伤很少需要缝合，即使伤口裂开通常也会迅速愈合。如果舌头不动时伤口边缘能对合在一起，就无须治疗。

▶ **上唇**：上唇的割伤和擦伤通常是由跌倒所致的。连接上唇和牙龈的组织是唇系带。唇系带撕裂非常常见，大多数情况下无须缝合即可自行愈合，但是每次将嘴唇拉出来查看时都会再次出血。嘴唇或穿透嘴唇的伤口可能需要缝合。

▶ **下唇**：下唇的割伤通常是由跌倒时上下牙齿咬住嘴唇所致的。大多数时候，这些伤口不相连（不穿透嘴唇）。除非外部的切口裂开，否则无须缝合。

▶ 严重损伤是指扁桃体、软腭或咽喉深处的损伤。这些损伤可能是由口含铅笔或牙刷时跌倒所致的。这些部位的穿刺伤口可导致颈深部感染。

什么时候联系医生

如果有以下情况，请立即拨打"120"（孩子可能需要救护车）

▶ 大量出血，无法止住。

▶ 呼吸困难。

▶ 家长认为孩子出现了危及生命的紧急情况。

如果有以下情况，请立即前往急诊

▶ 轻微出血（较渗血量多），经持续直接按压 10 分钟后仍未止血。

▶ 细长物品（如铅笔）导致的口腔深部损伤。

▶ 需要缝合的大而深的伤口。

如果有以下情况，请立即联系医生（无论白天还是晚上）

▶ 舌头或口腔内可能需要缝合的伤口。

▶ 嘴唇上可能需要缝合的伤口。

▶ 服用止痛药 2 小时后仍剧烈疼痛无法缓解。

▶ 吞咽液体或吞咽唾液困难。

▶ 无法完全张口或闭口。

▶ 发热伴口腔可疑感染，具体表现为起病 48 小时后疼痛加剧或肿胀（**注意**：口腔愈合后伤口呈白色是正常现象）。

▶ 家长认为孩子受伤严重。

▶ 家长认为孩子需要面诊医生且情况很紧急。

如果有以下情况，请在 24 小时内联系医生

▶ 口腔可疑感染但无发热。

▶ 家长认为孩子需要面诊医生但情况并不紧急。

如果有以下情况，请在工作时间联系医生

▶ 家长有其他问题或疑虑。

如果有以下情况，可以在家护理

▶ 嘴部较小伤口。

照护建议

❶ 上唇和唇系带出血：如何止血

- 上唇内侧伤口很常见。
- 常见损伤为连接上唇和上牙龈的组织（上唇系带）被撕裂。
- 主要症状是少量渗血。
- 该伤口无须缝合，愈合良好。
- 对于唇系带出血，将出血部位直接按压在牙齿上，保持10分钟。
- **注意：** 出血停止后，请勿将嘴唇翻过来查看（**原因：** 会导致再次出血）。
- 出血停止3天后查看是安全的。

❷ 下唇出血：如何止血

- 大多数跌倒并咬伤下唇的儿童都有2道伤口，分别位于嘴唇内侧和外侧。
- 下唇分别被上下侧牙齿咬住导致2道咬伤，通常发生在覆𬌗的儿童中。
- 这些小切口大多互不相连。
- 如果是嘴唇出血，将下唇直接按压在牙齿上，保持10分钟。

❸ 舌出血：如何止血

- 舌咬伤很少需要缝合。
- 即使伤口裂开通常也会迅速愈合。如果舌头不动时伤口边缘能对合在一起，就无须治疗。
- 舌出血时可尝试用无菌纱布或干净的布按压出血部位，如有效，保持5分钟。
- 由于口腔内血供丰富，舌损伤通常会在数小时内渗出少量血液。
- 如果不断渗出血液，可用浸泡过的茶包按压10分钟（**原因：** 茶叶释放出的鞣酸有止血作用）。

❹ 冷敷止痛

- 在受伤部位使用冰块或冰棒冷敷。
- 也可以使用凉毛巾。
- 冷敷20分钟。

❺ 止痛药

- 可给予对乙酰氨基酚（如泰诺林）缓解疼痛。
- 也可使用布洛芬（如美林）。
- 按需使用。

❻ 软食

- 尽量让孩子饮用足量的液体。
- **目标：** 让孩子充分补水。
- 冷饮、奶昔、冰棒、冰激凌和冰冻果子露是不错的选择。
- **固体食物：** 软食，避免食用需要多次咀嚼的食物，避免食用柑橘类、偏咸或辛辣的食物（**注意：** 液体摄入比固体食物摄入重要得多）。
- 饭后立即用温水冲洗伤口。

❼ 预期康复过程

- 口腔内的小伤口和轻微擦伤会在 3~4 天愈合。
- 由口腔损伤导致的感染罕见。

❽ 如果有以下情况，请联系医生

- 疼痛加剧。
- 口腔可疑感染（受伤 48 小时后疼痛及肿胀）。
- 出现发热。
- 孩子病情恶化。
- 家长认为孩子需要面诊医生。

> 记住，如果孩子出现上述"联系医生"中的任一情况，请及时联系医生。

第 24 章
牙齿损伤

定义

▶ 牙齿损伤。

牙齿损伤的类型

▶ **牙齿松动：** 牙龈可能会有少量出血，通常会自行好转。
▶ **牙齿移位：** 通常被向内侧推动，需要观察。
▶ **牙齿破损：** 牙齿轻度断裂，有小块缺失。破损的部位是牙本质（黄色），而非牙髓（红色）。无痛感，可在工作时间看牙医。
▶ **牙齿折断：** 牙齿向深处断裂至牙髓。牙髓是牙齿血管和神经所在的位置。主要表现为牙齿中心出现红点或出血，伴剧烈疼痛，需要做根管治疗来挽救牙齿。
▶ **恒牙脱落：** 也称为恒牙全脱出，需要到牙科急诊就诊，2 小时内将牙齿植入。
▶ **乳牙脱落：** 不能再次植入，可在工作时间看牙医。

症状

▶ 主要症状是疼痛。
▶ 可能发生牙龈轻微出血。

恒牙脱落的急救方法（不适用于乳牙脱落）

▶ 为了挽救牙齿，必须尽快将其植入，越早越好，2 小时是牙齿体外存活时间的极限值。如果距离牙科诊所超过 30 分钟路程，可尝试自行将牙齿放回。可使用以下方法将牙齿放入牙槽窝中。
  - 用唾液或水冲洗牙齿（不要擦洗）。
  - 将牙齿按照正确的方向放入牙槽窝中。
  - 用拇指按住牙齿，直到牙冠与邻近牙齿齐平。

- 让孩子咬住一块布，这有助于在看牙医前稳定牙齿。
- 将牙齿插回牙槽窝可能会有困难，会有疼痛和出血。如果 10 分钟内未成功，请将牙齿送至牙医处或急诊室。
- **注意**：乳牙不能重新植入（将它交给牙仙即可）。

脱落恒牙的转运

▶ 如果不能将牙齿插回牙槽窝，请按照以下方法操作。

- 保持牙齿湿润非常重要，请勿使其变干。
- 转运过程中将牙齿放在牛奶或唾液中。根据 2003 年美国牙科协会的建议，牛奶是最佳选择。
- 牛奶中转运方法 1（最佳）：将牙齿放在一个小塑料袋中，并倒入一些牛奶。将塑料袋放在一杯冰块中。
- 牛奶中转运方法 2：将牙齿放入一杯冰牛奶中。
- 唾液中转运方法 1：将牙齿放入孩子口腔内，应避免误吞（**例外**：年龄小于 12 岁的儿童）。
- 唾液中转运方法 2：将牙齿放在杯子中，用孩子的唾液保持牙齿湿润。

什么时候联系医生

如果有以下情况，请立即前往急诊

▶ 直接压迫伤口 10 分钟后出血仍未停止。

如果有以下情况，请立即联系医生（无论白天还是晚上）

▶ 恒牙脱落（**原因**：需要在 2 小时内重新植入使牙齿存活）。

▶ 恒牙接近脱落。

▶ 外伤后乳牙接近脱落。

▶ 牙齿明显移位。

▶ 牙齿移位导致咀嚼困难。

▶ 使用止痛药 2 小时后仍剧烈疼痛，无法缓解。

▶ **年龄**：1 岁以内的孩子。

▶ 家长认为孩子受伤严重。

▶ 家长认为孩子需要面诊医生且情况很紧急。

如果有以下情况，请在 24 小时内联系医生

▶ 乳牙因外伤脱落（**原因**：无须植入，但牙医需要检查牙龈内恒牙是否有损伤）。

▶ 牙齿被轻微推出正常位置。

▶ 牙齿轻微破损。

▶ 活动牙齿时感觉牙齿明显松动。

▶ 家长认为孩子需要面诊医生但情况并不紧急。

如果有以下情况，请在工作时间联系医生

▶ 接触冷水时牙痛。

▶ 牙齿颜色变深。

▶ 牙冠或者牙帽脱落（**注意**：请将牙冠收好交给牙医）。

▶ 家长有其他问题或疑虑。

如果有以下情况，可以在家护理

▶ 轻微牙齿损伤。

照护建议

❶ 冷敷止痛

■ 在受伤牙龈处使用冰块或冰棒冷敷。

■ 也可以用凉毛巾冷敷颊部。

■ 冷敷 20 分钟。

❷ 止痛药

■ 可给予对乙酰氨基酚（如泰诺林）缓解疼痛。

■ 也可使用布洛芬（如美林）。

■ 按需使用。

❸ **软食**

- 如有牙齿松动须食用软食。
- 避免食用需要多次咀嚼的食物。
- 3 天后牙齿恢复牢固，可以恢复正常饮食。

❹ **预期康复时间**

- 牙痛通常会在 2~3 天内好转。

❺ **如果有以下情况，请联系医生**

- 牙痛加重。
- 接触冷水时牙痛。
- 牙齿颜色变深。
- 孩子病情恶化。
- 家长认为孩子需要面诊医生。

　　记住，如果孩子出现上述"联系医生"中的任一情况，请及时联系医生。

第 7 部分

肺部和呼吸系统症状

第 25 章
哮喘

定义

▶ 孩子哮喘发作。

▶ 只有孩子曾被诊断为哮喘，才需要参照本章。

主要症状

▶ 哮喘发作的症状是喘息、咳嗽、胸闷和呼吸困难。

▶ 喘息是典型症状。哮鸣音是一种高音调的口哨声或咕噜声，当孩子呼气时哮鸣音更明显。

▶ 哮喘的诊断条件是反复发作的喘息。很少在 1 岁之前确诊。

可能触发哮喘发作的原因

▶ **病毒感染**：病毒感染导致的呼吸道感染，如普通感冒、流行性感冒。

▶ **花粉**：树木、青草和杂草的花粉。

▶ **动物**：如猫或兔子。

▶ **烟草烟雾**。

▶ **刺激物**：如烟雾、汽车尾气、薄荷醇蒸气、谷仓或肮脏的地下室。

▶ **食物过敏（严重）**：由食物过敏引起的哮喘发作可能危及生命（导致全身性过敏反应），如坚果或鱼。

哮喘严重程度分级

▶ **峰流速仪检查**：能够测量峰流速，指全力吸气后，用力呼气至残气量位过程中产生的流量和容积的变化。可用于 6 岁及以上的儿童。

▶ **轻度**：安静状态下没有呼吸急促，行走、运动的时候有轻微呼吸急促，能说完整的句子，能平躺，只有用听诊器才能听到喘息声（**绿色区**：峰流速是基线或个人最好水平的 80%~100%)。

▶ **中度：** 安静状态下有呼吸急促，只能说短句，喜欢坐着（不能躺平），能听到喘息声（**黄色区：** 峰流速是基线的 50%~80%)。

▶ **重度：** 休息时明显呼吸急促，只能说单个的词语（呼吸很用力），通常有大声喘息，有时听不到喘息，可能因为气道里气流减少（**红色区：** 峰流速是基线的 50%)。

过敏性休克的急救：肾上腺素

▶ 过敏性休克是一种危及生命的过敏反应。

▶ 如有肾上腺素笔（如美国上市的预装肾上腺素自动注射器 EpiPen 或 Auvi-Q) [1]，请立即给药。

▶ 肌内注射肾上腺素，同时拨打 "120"。

▶ 体重在 30 kg 以上：给予 0.3 mg EpiPen。

▶ 体重在 10~30 kg：给予 0.15 mg EpiPen Jr。

▶ 体重小于 10 kg：剂量由医生决定。

▶ 肌内注射部位是大腿上部外侧（股前外侧的肌肉），如果情况紧急，可以穿过衣服给药。

▶ 如果第一次肌内注射药物后 10 分钟内没有改善，应进行第二次肌内注射。

▶ **沙丁胺醇吸入器：** 在给予肌内注射 EpiPen 后，再给予 4 喷。

▶ **苯海拉明：** 给予肌内注射 EpiPen 后，如果孩子可以吞咽，口服苯海拉明。

什么时候联系医生

如果有以下情况，请立即拨打 "120"（孩子可能需要救护车)

▶ 既往对类似物质有过喘息、危及生命的过敏反应。

▶ 被蜂蜇伤、服用新药或食用致敏性食物后突然开始喘息。

▶ 严重的呼吸困难（每次呼吸都很困难，几乎不能说话或哭泣)。

▶ 晕倒。

▶ 不咳嗽时嘴唇或面部发绀。

---

① 　EpiPen（商品名），每剂含 0.3 mg；EpiPen Jr（商品名），每剂含 0.15 mg。——译者注

▶ 孩子有危及生命的紧急情况。

如果有以下情况，请立即前往急诊

▶ 孩子出现与之前住院时相同的哮喘发作症状。

▶ 雾化治疗后 20 分钟，呼吸困难仍未改善。

▶ 峰流速小于正常流速的 50%（红色区）。

▶ 肋骨随着每次呼吸而向内牵拉，出现三凹征。

如果有以下情况，请立即联系医生（无论白天还是晚上）

▶ 哮喘发作期间测脉氧饱和度水平低于 90%。

▶ 咳嗽时嘴唇或面部发绀。

▶ 使用雾化或吸入治疗后，峰流速为正常流速的 50%~80%（黄色区）。

▶ 使用雾化或吸入治疗后 20 分钟喘息未改善，呼吸频率比平时快很多。

▶ 使用雾化或吸入治疗后持续咳嗽没有改善。

▶ 严重胸痛。

▶ 需要频繁使用哮喘药物（雾化或吸入治疗），间隔时间小于 4 小时。

▶ 发热超过 40.0℃。

▶ 孩子看起来很不舒服。

▶ 家长认为孩子需要看医生，情况很紧急。

如果有以下情况，请在 24 小时内联系医生

▶ 使用雾化或吸入治疗后，轻度喘息持续超过 24 小时。

▶ 鼻窦疼痛（不仅仅是充血堵塞）。

▶ 发热持续 3 天以上。

▶ 退热超过 24 小时后再次发热。

▶ 家长认为孩子需要看医生，但情况并不紧急。

如果有以下情况，请在工作时间联系医生

▶ 无医生制订的哮喘应急处理计划。

▶ 孩子使用吸入器但没有准纳器了。

▶ 每月因哮喘缺课超过 1 天。

▶ 哮喘限制锻炼或运动。

▶ 哮喘发作频繁，会使孩子从睡梦中惊醒。

▶ 每月使用超过 1 个吸入器。

▶ 超过 1 年未做哮喘检查。

▶ 家长有其他问题或担忧。

如果有以下情况，可以在家护理

▶ 轻度哮喘发作。

照护建议

❶ 关于哮喘，家长应该知道的事情

■ 超过 10% 的儿童患有哮喘。

■ 孩子哮喘发作随时可能出现。

■ 当孩子出门时，一定要随身携带孩子的哮喘药物。

■ 治疗越早，孩子好转越快。

❷ 哮喘快速缓解药物

■ 哮喘快速缓解（抢救）药物是沙丁胺醇或盐酸左丙丁醇吸入溶液（Xopenex）。

■ 在出现任何喘息、呼吸急促或剧烈咳嗽的征兆时使用。

■ 使用带有准纳器的吸入器（每次 2 喷）或使用定量雾化器。

■ 如果孩子出现哮喘症状，每 4 小时重复 1 次。

■ 在没有与医生沟通的情况下，使用频率不要超过每 4 小时 1 次。

■ **咳嗽：**哮喘儿童最好的"镇咳药"永远是哮喘药物（**注意：**不要使用镇咳药。对 6 岁以上的儿童来说，镇咳药可能诱发咳嗽）。

■ **注意：**如果吸入器超过 7 天未使用，请进行预充。在使用之前，向空气中喷洒 2 次，如果是新开启的也需要这样做。

■ 药物维持治疗，直到孩子 48 小时内没有喘息或咳嗽。

■ **准纳器：**坚持使用带准纳器的吸入器，它能把药物成倍地送入肺部。

❸ 哮喘控制用药

- 孩子可能需要使用控制哮喘的药物，如吸入类固醇。
- 用于预防哮喘再次发作，必须每天使用。
- 在哮喘发作期间，继续按医嘱给孩子服用此药。

❹ 控制花粉症的抗过敏药物

- 对于鼻过敏（花粉症）的症状，可以给予抗过敏药物（**原因**：鼻过敏控制不佳会使哮喘恶化）。

❺ 补充液体

- 鼓励孩子饮水。
- **目标：**让孩子保持充足的水分摄入。
- **原因：**可以稀释肺部分泌物，使痰液更容易咳出。

❻ 加湿器

- 如果家里的空气干燥，可以使用加湿器（**原因**：空气干燥会加重咳嗽）。

❼ 避免烟草烟雾吸入

- 吸入烟草烟雾会加重哮喘。
- 不要让任何人在孩子周围吸烟。

❽ 避免或消除过敏原

- 淋浴以清除身体和头发上的花粉或其他过敏原。
- 避免接触已知的哮喘触发因素（如香烟或猫）。
- 在发作期间，减少锻炼和运动，运动会加重喘息。

❾ 预期康复过程

- 如果早治疗，大多数哮喘会很快得以控制。
- 喘息症状通常在 5 天内消失。

❿ 带准纳器的吸入器：如何使用

- **第 1 步：**充分摇匀吸入器中药物，然后将吸入器连接到准纳器上。

- **第 2 步：**让孩子深呼吸，呼气清空肺部。
- **第 3 步：**将准纳器的吸嘴放入孩子口中。
- **第 4 步：**按下准纳器滑动杆，在间隔器中放入 1 吸药物。
- **第 5 步：**让孩子慢慢吸气 5 秒钟，直到药物进入肺部。
- **第 6 步：**让孩子屏住呼吸 10 秒钟，让药物深入肺部发挥作用。
- ■**注意：**如果医嘱需要 2 吸或更多，请等待 1 分钟，然后重复第 2~6 步。

⓫ 定量吸入器：如何在没有准纳器的情况下使用

- **第 1 步：**震荡吸入器，充分摇匀药物。
- **第 2 步：**让孩子深呼吸，呼气清空肺部。
- **第 3 步：**让孩子嘴唇含紧吸入器喷口。
- **第 4 步：**当孩子开始吸气时，按下吸入器以释放药物。
- **第 5 步：**让孩子慢慢吸气，直到药物充满肺部。
- **第 6 步：**让孩子屏住呼吸 10 秒钟，让药物深入肺部发挥作用。
- ■**注意：**如果医嘱需要 2 吸或更多，请等待 1 分钟，然后重复第 1~6 步。
- ■**准纳器：**如果没有，请向医生要求开一个。准纳器有助于将更多的药物送入肺部。
- ■年龄较大的孩子更喜欢用带准纳器的干粉吸入器。

⓬ 家用雾化器：使用方法

- ■雾化装置将药液分散成悬浮于气体中的细小雾滴或微粒并以气雾状喷出，通过呼吸，气雾可以把药带到肺部深处，称为雾化治疗。
- **第 1 步：**把药准备好。先用肥皂洗手。对于预混单剂量小瓶，只需将 1 小瓶药添加到雾化杯中。对于多剂量小瓶，需要进行混合。向雾化杯中加入适量的生理盐水溶液，然后将正确剂量的药物添加到生理盐水中。
- **第 2 步：**将雾化器连接至空气压缩机管路。空气压缩机由电力驱动，便携式的是用电池。压缩机产生的空气流会将药物变成细雾。
- **第 3 步：**打开空气压缩机，开始产生孩子需要的细雾。
- **第 4 步：**对于年长儿童，让孩子不要张开嘴巴，慢慢地深呼吸，每分钟屏气 10 秒钟。对于年幼儿童，如果孩子拒绝使用雾化咬嘴，请使用雾化面罩，面罩大小应以盖住鼻子和嘴巴为宜。
- **第 5 步：**持续雾化至药物用完。如果药物粘在杯壁上，轻轻摇晃一下。雾化治疗平均需要 10 分钟。

- **第 6 步：**每次治疗后拆开雾化器，按照说明冲洗并清洁（**原因：**如果堵塞，则无法产生气雾）。

■ **注意：**严格遵循医嘱。雾化治疗频率不超过每 4 小时 1 次。

⓭ 如果有以下情况，请联系医生

■ 呼吸困难。

■ 须频繁使用哮喘快速缓解药物（雾化或吸入治疗），每次间隔时间少于 4 小时。

■ 喘息持续超过 24 小时。

■ 孩子的情况变得更糟。

■ 家长认为孩子需要看医生。

> 记住，如果孩子出现上述"联系医生"中的任一情况，请及时联系医生。

第 26 章
咳嗽

定义

- ▶ 咳嗽反射在清除气道刺激物时发出的声音。
- ▶ 大多数咳嗽是感冒的常见症状之一。
- ▶ 一次咳嗽痉挛能够引发持续 5 分钟的咳嗽。

如果有以下情况，请参考其他章节

- ▶ 喘鸣（异常的高调单音，由狭窄气道振荡所致的气流湍流引起）、犬吠样咳嗽或声音嘶哑，请参见第 27 章"急性喉炎"。
- ▶ 哮喘，请参见第 25 章"哮喘"。

咳嗽可能的原因

- ▶ **普通感冒：**大多数咳嗽是感冒的常见症状之一，下呼吸道感染也会引起咳嗽，医学上称为病毒性支气管炎。支气管是通向肺部的下呼吸道部分。儿童支气管炎通常是由病毒感染引起的，包括普通感冒、流行性感冒和喉炎。细菌通常不会导致健康儿童患支气管炎。
- ▶ **鼻窦炎：**该病导致咳嗽的确切机制尚不清楚，可能是咽后壁的鼻涕刺激了咽喉，或者鼻窦内的压力触发了咳嗽反射。
- ▶ **过敏性咳嗽：**有些孩子在吸入致敏物质，如花粉或猫皮屑后会出现咳嗽。过敏性咳嗽可以用抗过敏药物控制，如苯海拉明。
- ▶ **哮喘：**哮喘是儿童慢性咳嗽最常见的原因。在成年人中，吸烟是慢性咳嗽的主要病因。
- ▶ **咳嗽变异性哮喘：**在哮喘儿童中，约有 25% 的儿童只有咳嗽症状，无喘息。咳嗽和哮喘发作有相同的诱因。
- ▶ **空气污染相关咳嗽：**任何种类的烟雾都可能刺激气道并引起咳嗽。烟草烟雾是最常见的，其他如汽车尾气、雾霾和油漆气味也容易引发咳嗽。

▶ **运动相关性咳嗽：** 跑步会使大多数咳嗽加重。如果空气寒冷或污染严重，更容易引发咳嗽。

▶ **严重原因：** 肺炎、细支气管炎、百日咳、气道异物。

呼吸困难：如何识别

▶ 呼吸困难须立即看医生。呼吸窘迫是呼吸困难的医学名称。以下是需要警惕的症状。

- 呼吸困难或呼吸短促。
- 喘憋，孩子几乎不能说话或发声。
- 肋骨随着每次呼吸向内牵拉（三凹征）。
- 呼吸声音嘈杂（如喘息）。
- 呼吸频率比正常快很多。
- 嘴唇或面部发绀。

痰液：什么是正常分泌物

▶ 黄色或绿色痰在病毒性支气管炎恢复过程中会出现。

▶ 在气管黏膜被病毒破坏后，随着咳嗽咳出的痰液。

▶ 对于平时健康的儿童，支气管炎一般不会由细菌感染导致。抗生素对清除感冒时出现的黄色或绿色痰没有帮助。

▶ 咳痰的主要治疗方法是大量饮水。此外，如果空气干燥，使用加湿器会有所帮助。喝温热的液体也有助于缓解咳嗽。

电子烟风险

▶ 向孩子讲述电子烟的危险。

▶ 电子烟会导致严重的肺损伤，肺损伤可能是不可逆的。

▶ 电子烟甚至可能导致死亡。

▶ 电子烟也会导致尼古丁成瘾。

▶ 在美国，购买电子烟的法定年龄为 21 岁。

▶ 避免青少年使用电子烟。如果已经使用，敦促孩子戒烟。

▶ **警告：** 切勿使用自制或街头购买的电子烟产品（**原因：** 可能造成严重的肺损伤）。

什么时候联系医生

如果有以下情况，请立即拨打"120"（孩子可能需要救护车）

▶ 严重的呼吸困难（每次呼吸都很困难，几乎不能说话或哭泣）。

▶ 昏倒或停止呼吸。

▶ 不咳嗽时嘴唇或面部发绀。

▶ 家长认为孩子有危及生命的紧急情况。

如果有以下情况，请立即前往急诊

▶ 喉咙里可能卡着一个小物体，咳不出来。

▶ 肋骨随着每次呼吸而向内牵拉，出现三凹征。

▶ 清醒时不爱活动。

如果有以下情况，请立即联系医生（无论白天还是晚上）

▶ 出现呼吸困难，但不严重。

▶ 咳嗽时嘴唇或面部发绀。

▶ 吸气时发出刺耳高调的声音（喘鸣）。

▶ 喘息（呼气时发出呼噜声或口哨声）。

▶ 呼吸频率比平时快很多。

▶ 胸痛，无法深呼吸。

▶ 严重胸痛。

▶ 咯血。

▶ 免疫力低下（如镰状细胞病、艾滋病、癌症、器官移植或口服类固醇）。

▶ 高风险儿童（如囊性纤维化或其他慢性肺部疾病患者）。

▶ **年龄：** 小于 12 周龄的孩子伴有发热（**注意：** 在就诊前不要给宝宝服用任何退热药）。

▶ 发热超过 40.0℃。

▶ 孩子看起来很不舒服。

▶ 家长认为孩子需要看医生，情况很紧急。

如果有以下情况，请在 24 小时内联系医生

▶ 持续不停地咳嗽。

▶ **年龄：**小于 6 月龄的孩子。

▶ 耳痛或耳流脓。

▶ 颧骨下方或眼睛周围的鼻窦疼痛（不仅仅是由鼻窦堵塞导致的）。

▶ 发热持续 3 天以上。

▶ 退热 24 小时后再次发热。

▶ 即使不咳嗽也胸痛。

▶ 因电子烟而担忧。

▶ 家长认为孩子需要看医生，但情况并不紧急。

如果有以下情况，请在工作时间联系医生

▶ 咳嗽导致呕吐 3 次或以上。

▶ 咳嗽导致孩子居家 3 天或以上不能上学。

▶ 存在过敏症状（如流清涕和眼睛发痒）。

▶ 流鼻涕持续 14 天以上。

▶ 咳嗽持续 3 周以上。

▶ 家长有其他问题或担忧。

如果有以下情况，可以在家护理

▶ 咳嗽不伴有其他并发症。

照护建议

❶ 关于咳嗽，家长应该知道的事情

■ 通常情况下，咳嗽是感冒的症状之一。

■ 咳痰非常重要，有助于保护肺部避免感染。

■ 咳嗽可能是一件好事，不要阻止孩子咳嗽。

❷ 自制镇咳药

- 咳嗽可以保护肺部。咳嗽不需要治疗，保证孩子饮水充足即可（**原因**：喉咙干燥和气道黏膜干燥会加重咳嗽）。咳嗽严重时可以尝试喝温热液体。
- **年龄**：对于小于 6 月龄的孩子，只提供母乳或配方奶。
- **年龄**：6~12 月龄的孩子可以尝试饮用 30 mL 的温水或苹果汁。**注意**：在孩子 1 岁之前不要喂食蜂蜜。
- **年龄**：对于 1 岁以上的孩子，蜂蜜是最好的选择，根据需要给予 ½~1 茶匙（2.5~5 mL）。它可以稀释分泌物和舒缓喉咙不适。如果没有蜂蜜，可以用玉米糖浆，也可以用温热的果汁、草药茶等代替。**用量**：每次 30 mL。
- **年龄**：6 岁以上的孩子可以使用止咳糖来减轻喉咙发痒症状。如果没有，可以用硬糖。蜂蜜也有帮助。**注意**：6 岁之前避免使用止咳糖（**原因**：有窒息风险）。

❸ 非处方镇咳药

- 不建议使用非处方镇咳药（**原因**：没有证据表明这些药物对儿童有益，美国食品药品监督管理局也未批准其用于 6 岁以下的儿童）。
- 蜂蜜已被证实对咳嗽有效（**注意**：1 岁之前不要喂食蜂蜜）。
- 6 岁以后镇咳药是不错的选择。

❹ 咳嗽发作：湿润温暖的空气和液体

- 呼吸湿润温暖的空气（如浴室温暖的雾气）。
- 喂服温热的液体。**年龄**：必须大于 6 个月。
- **年龄**：对于 6~12 月龄的孩子，温水通常有帮助。
- **年龄**：1 岁以上的孩子可以口服温热的清液，如果汁、调味水或草药茶。
- **原因**：温热的雾气和液体都能舒缓气道，稀释痰液。

❺ 剧烈咳嗽引起的呕吐

- 对于伴随剧烈咳嗽发生的呕吐，每次喂食量应减少。
- 此外，还要经常喂食。
- **原因**：咳嗽后呕吐更常见于饱饭后。

❻ 鼓励孩子多喝水

- 尽量让孩子多喝水。
- **目标**：让孩子保持充足的水分摄入。
- 充足的液体能稀释气道中的痰液，使痰液更容易咳出，还可以稀释鼻腔中的黏液。

❼ 加湿器

- 如果家里的空气干燥，可以使用加湿器（**原因**：空气干燥会加重咳嗽）。

❽ 退热药

- 发热超过 39.0℃ 时，给予对乙酰氨基酚（如泰诺林）。
- 另一种药物是布洛芬（如美林）。
- **注意**：39.0℃ 以下的发热有助于对抗感染。
- 对于所有发热患者：保证充足的水分摄入，可以喝凉白开。

❾ 避免烟草烟雾吸入

- 吸入烟草烟雾会加重咳嗽。

❿ 返校

- 孩子退热后可以返校上课。
- 孩子自我感觉良好，可以参加正常的活动。
- 实际上，咳嗽和感冒是无法预防的。

⓫ 额外建议：针对过敏性咳嗽的抗过敏药物

- 抗过敏药物可以在 1 小时内控制过敏性咳嗽以及鼻过敏症状。
- 短效抗过敏药（如苯海拉明）是有帮助的，不需要医生开具处方。
- 使用苯海拉明的时间不要超过几天。**年龄限制**：1 岁及以上适用。
- 几天后改用长效抗组胺药，如西替利嗪。**年龄限制**：2 岁及以上适用。

⓬ 预期康复过程

- 病毒性咳嗽通常持续 2~3 周。
- 有时，孩子会咳出大量痰（黏液）。黏液通常为灰色、黄色或绿色的。

■ 抗生素通常对治疗病毒性咳嗽没有帮助。

⓭ 如果有以下情况，请联系医生

■ 呼吸困难。

■ 喘息发作。

■ 咳嗽持续 3 周以上。

■ 孩子的情况变得更糟。

■ 家长认为孩子需要看医生。

> **记住，如果孩子出现上述"联系医生"中的任一情况，请及时联系医生。**

第 27 章
急性喉炎

定义

▶ 由病毒感染引起的犬吠样咳嗽和声音嘶哑。

▶ 喉炎是由发声器官（喉）发生病毒感染导致的。

▶ 喉炎样咳嗽是声音发紧、音调低的吠叫声（像海豹的叫声）。

▶ 声音或哭声嘶哑（喉炎）。

▶ 一些患有严重喉炎的儿童在吸气时会发出刺耳高调的声音，称为喘鸣。

如果有以下情况，请参考其他章节

▶ 咳嗽，听起来不像喉炎，参见第 26 章"咳嗽"。

喘鸣：喉炎的并发症

▶ 喘鸣是呼吸时发出的一种高调单音，通常在吸气时出现。

▶ 响亮或持续的喘鸣意味着严重的喉炎。安静状态下出现喘鸣（或者不哭或咳嗽时出现），也意味着严重的喉炎。

▶ 治疗喘鸣需要用温暖的雾气。

▶ 大多数喘鸣的患儿需要使用类固醇（如地塞米松）进行治疗。

喉炎样咳嗽的可能原因

▶ **病毒性喉炎：** 病毒感染是引起喉炎症状最常见的原因。许多呼吸道病毒可以感染声带区域并引起气道狭窄。患流行性感冒也会出现喉炎症状。喉炎通常伴有发热。

▶ **过敏性喉炎：** 喉炎性咳嗽可在接触花粉或其他过敏原后发生。常见的症状有流清涕、眼睛发痒和打喷嚏。

▶ **吸入粉尘：** 吸入任何细小的物质，如糖粉、面粉或花生粉都可能引发长达 10 分钟的剧烈咳嗽，它们会飘进肺内，这不是过敏反应。

▶ **气道内异物（严重）：** 突发咳嗽和窒息时须怀疑异物吸入。常见异物有花生和种子，高峰年龄为 1~4 岁。

▶ **食物过敏（严重）：** 食物过敏也可能导致喉炎症状。全身性过敏反应可能危及生命，如坚果或鱼过敏。

喘鸣或连续咳嗽的急救建议

▶ 带孩子洗 20 分钟的热水澡。在一间相对封闭的浴室里，一边开着热水淋浴，一边呼吸温暖湿润的雾气。

▶ 也可以把湿热的毛巾放在孩子面部周围。

▶ **注意：** 不要使用温度过高的水或蒸汽，避免烫伤。

▶ 如果吸入温暖雾气效果不明显，可以打开冰箱门让孩子呼吸冷空气。如果天气较冷，也可以带孩子出去呼吸几分钟冷空气。

什么时候联系医生

如果有以下情况，请立即拨打"120"（孩子可能需要救护车）

▶ 严重的呼吸困难（每次呼吸都很困难，严重喘鸣持续）。

▶ 晕倒或呼吸停止。

▶ 不咳嗽时嘴唇或面部发绀。

▶ 在被蜜蜂蜇伤、服用新药或接触致敏性食物后突然喉炎发作。

▶ 流涎、喷射性呕吐或吞咽困难（**例外：** 因出牙而流涎）。

▶ 家长认为孩子有危及生命的紧急情况。

如果有以下情况，请立即前往急诊

▶ 喉咙里可能卡着一个小物体。

▶ 肋骨随着每次呼吸而向内牵拉，出现三凹征。

▶ **年龄：** 小于 1 岁，伴有喘鸣。

如果有以下情况，请立即联系医生（无论白天还是晚上）

▶ 可以听到喘鸣。

▶ 呼吸困难，但不严重。

▶ 咳嗽时嘴唇或面部发绀。

▶ 呼吸频率比平时快很多。

▶ 不能向前低头。

▶ 严重胸痛。

▶ 在应用地塞米松之前已经出现喉炎。

▶ 免疫力低下（如镰状细胞病、艾滋病、癌症、器官移植或口服类固醇）。

▶ 高风险儿童（如囊性纤维化或其他慢性肺部疾病患者）。

▶ 发热超过 40.0℃。

▶ **年龄**：小于 3 月龄，伴有发热（**注意**：在就诊前不要给宝宝服用任何退热药）。

▶ 孩子看起来很不舒服。

▶ 家长认为孩子需要看医生，情况很紧急。

如果有以下情况，请在 24 小时内联系医生

▶ 之前喘鸣，但现在症状消失。

▶ 不停地咳嗽。

▶ **年龄**：小于 1 岁的孩子出现喉炎样咳嗽。

▶ 耳痛或耳流脓。

▶ 发热持续 3 天以上。

▶ 退热超过 24 小时后再次发热。

▶ 家长认为孩子需要看医生，但情况并不紧急。

如果有以下情况，请在工作时间联系医生

▶ 咳嗽导致呕吐 3 次或以上。

▶ 喉炎长期反复出现（反复 3 次或以上）。

▶ 犬吠样咳嗽持续超过 14 天。

▶ 家长有其他问题或担忧。

如果有以下情况，可以在家护理

▶ 轻度喉炎（犬吠样咳嗽），无喘鸣。

照护建议

❶ 关于喉炎，家长应该知道的事情

- 大多数患有喉炎的儿童只表现出犬吠样咳嗽。
- 有些儿童出现喘鸣，喘鸣是吸气时发出的刺耳高调的声音，由狭窄气道振荡所致的气流湍流引起。
- 咳痰非常重要，有助于保护肺部避免感染。
- 鼓励孩子通过咳嗽把痰咳出，而不是阻止孩子咳嗽。

❷ 喘鸣或连续咳嗽的急救建议

- 带孩子洗 20 分钟的热水澡。在一间相对封闭的浴室里，一边开着热水淋浴，一边呼吸温暖湿润的雾气。
- 也可以把湿热的毛巾放在孩子面部周围。
- **注意**：不要使用温度较高的水或蒸汽，避免烫伤。
- 如果吸入温暖的雾气效果不明显，可以打开冰箱门让孩子呼吸冷空气。如果天气较冷，也可以带孩子出去呼吸几分钟冷空气。

❸ 如果孩子出现喘鸣，尝试让孩子平静下来

- 哭泣或恐惧会加重喘鸣。
- 尽量让孩子保持安静和开心。
- 抱着并安抚孩子。
- 播放舒缓、柔和的音乐。

❹ 加湿器

- 如果家里的空气干燥，可以使用加湿器。
- **原因**：干燥的空气会加重喉炎。

❺ 自制镇咳药

- 咳嗽可以保护肺部。咳嗽不需要治疗，保证孩子饮水充足即可（**原因**：喉咙干燥和气道黏膜干燥会加重咳嗽）。咳嗽严重时可以尝试喝温热液体。
- **年龄**：对于小于 6 月龄的孩子，只给予母乳或配方奶。

- **年龄**：6~12 月龄的孩子可以尝试饮用 30 mL 的温水或苹果汁。**注意**：在孩子 1 岁之前不要喂食蜂蜜。
- **年龄**：对于 1 岁以上的孩子，蜂蜜是最好的选择，根据需要给予 ½~1 茶匙（2.5~5 mL）。它可以稀释分泌物和舒缓喉咙不适。如果没有蜂蜜，可以用玉米糖浆，也可以用温热的果汁、草药茶等代替。**用量**：每次 30 mL。
- **年龄**：6 岁以上的孩子可以使用止咳糖来减轻喉咙发痒症状。如果没有，可以用硬糖。蜂蜜也有帮助。**注意**：6 岁之前避免使用止咳糖（**原因**：有窒息风险）。

❻ 非处方镇咳药

- 不建议使用非处方镇咳药（**原因**：没有证据表明这些药物对儿童有益，美国食品药品监督管理局也并未批准其用于 6 岁以下的儿童）。
- 蜂蜜已被证实对咳嗽有效（**注意**：1 岁之前不要喂食蜂蜜）。
- 6 岁以后镇咳药是不错的选择。

❼ 咳嗽发作：湿润温暖的空气和液体

- 呼吸湿润温暖的空气（如浴室温暖的雾气）。
- 喂服温热的液体。**年龄**：必须大于 6 个月。
- **年龄**：对于 6~12 月龄的孩子，温水通常有帮助。
- **年龄**：1 岁以上的孩子可以口服温热的清液，如果汁、调味水或草药茶。
- **原因**：温热的雾气和液体都能舒缓气道，稀释痰液。

❽ 补充液体

- 鼓励孩子多饮水。
- **目标**：保证孩子充足的水分摄入。
- 有助于稀释肺部分泌物，使痰液更容易咳出来。

❾ 退热药

- 发热超过 39.0℃ 时给予对乙酰氨基酚（如泰诺林）。
- 另一种选择是布洛芬（如美林）。
- **注意**：39℃ 以下的发热有助于对抗感染。
- 对于所有发热患者：保证充足的水分摄入，可以喝凉白开。

❿ 睡在孩子身边

■ 孩子生病期间，与孩子睡在同一个房间。

■ **原因**：喘鸣会在夜间突然发作。

⓫ 避免烟草烟雾吸入

■ 吸入烟草烟雾会加重喉炎。

⓬ 返校

■ 孩子退热后可以返校上课。

■ 孩子自我感觉良好，可以参加正常的活动。

■ 实际上，喉炎和感冒的传播无法预防。

⓭ 预期康复过程

■ 通常情况下，喉炎会持续 5~6 天，夜间症状明显。

■ 喉炎样咳嗽可能持续 2 周。

⓮ 如果有以下情况，请立即联系医生

■ 呼吸困难。

■ 发生喘鸣。

■ 喉炎样咳嗽持续 14 天以上。

■ 孩子的情况变得更糟。

■ 家长认为孩子需要看医生。

> 记住，如果孩子出现上述"联系医生"中的任一情况，请及时联系医生。

第 28 章
季节性流行性感冒

定义

▶ 孩子有流行性感冒症状，同时社区正在流行该病。

▶ 主要症状是发热，伴有一种或多种呼吸道症状（如咳嗽、咽痛或流鼻涕）。

▶ 流行性感冒是一种病毒感染。

▶ 家长认为孩子患流行性感冒，因为其他家庭成员患上了流行性感冒。

▶ 家长认为孩子患流行性感冒，因为亲戚或朋友患上了流行性感冒。

流行性感冒的症状

▶ 主要症状是发热、流鼻涕、咽痛或严重咳嗽。

▶ 肌肉疼痛、头痛、发热和寒战症状比普通感冒更严重。

▶ 如果没有发热，孩子可能没有患流行性感冒，可能是普通感冒。

流行性感冒的原因

▶ 流行性感冒是由病毒感染引起的，而且流行性感冒病毒每年都会变化。

诊断：如何判断孩子患流行性感冒

▶ 流行性感冒的流行季节为秋季和冬季。在此季节，如果出现流行性感冒症状，孩子可能患有流行性感冒。

▶ 不需要任何特殊的检测。

▶ 如果孩子是流行性感冒并发症高风险儿童，请联系医生。孩子可能需要抗病毒处方药物。

▶ 对于低风险儿童，通常不需要看医生。如果孩子合并流行性感冒并发症，请联系医生。

流行性感冒并发症高风险儿童（美国儿科学会）

▶ 如果儿童存在以下任一情况，则是高风险儿童。

- 肺部疾病（如哮喘）。
- 心脏疾病（如先天性心脏病）。
- 癌症或免疫功能低下。
- 神经肌肉疾病（如肌营养不良）。
- 糖尿病、镰状细胞病、肾病或肝病。
- 需要长期服用阿司匹林治疗的疾病。
- 严重肥胖。
- 2 岁以下的健康儿童也被认为是高风险儿童（美国疾病控制与预防中心）。

▶ **注意**：其他儿童被认为是低风险儿童。

抗流行性感冒病毒处方药

▶ 抗病毒药物（如达菲）可用于治疗流行性感冒，必须在流行性感冒症状出现后 48 小时内服用，发热 48 小时后服药通常无效。

▶ 美国儿科学会建议将抗病毒药物用于出现严重症状的患者。

▶ 美国儿科学会建议将抗病毒药物用于可能发生流行性感冒并发症的高风险儿童。

▶ 美国儿科学会不建议对有轻微流行性感冒症状的低风险儿童使用抗病毒药物。

▶ 低风险儿童用药获益是有限的，可能使孩子病程缩短 1~1.5 天，也可能减轻症状，但不会消除症状。

▶ **副作用**：服用达菲的儿童中约 10% 会出现呕吐症状。

▶ 大多数免疫力正常的儿童在患流行性感冒时不需要服用抗病毒药物。

什么时候联系医生

如果有以下情况，请立即拨打"120"（孩子可能需要救护车）

▶ 严重的呼吸困难（每次呼吸都很困难，几乎不能说话或哭泣）。

▶ 不咳嗽时嘴唇或面部发绀。

▶ 家长认为孩子有危及生命的紧急情况。

如果有以下情况，请立即前往急诊

▶ 每次呼吸时肋骨都向内牵拉，出现三凹征。

▶ 清醒状态下，不爱活动。

如果有以下情况，请立即联系医生（无论白天还是晚上）

▶ 呼吸困难，但不严重。

▶ 呼吸频率比平时快很多。

▶ 咳嗽时嘴唇或面部发绀。

▶ 喘息。

▶ 喘鸣。

▶ 胸痛，无法深呼吸。

▶ 疑似脱水（如超过 8 小时无排尿、尿色深、口干、哭时无泪）。

▶ 免疫力低下（如镰状细胞病、艾滋病、癌症、器官移植或口服类固醇）。

▶ 严重高风险儿童，包括肺部疾病、心脏疾病和长期卧床患儿。

▶ **年龄：**小于 3 月龄的孩子伴有发热（**注意：**在就诊前不要给宝宝服用任何退热药）。

▶ 发热超过 40.0℃。

▶ 孩子看起来很不舒服。

▶ 家长认为孩子需要看医生，情况很紧急。

如果有以下情况，请在 24 小时内联系医生

▶ 可能发生流行性感冒并发症的高风险儿童，包括患有其他慢性疾病的儿童，还包括 2 岁以下平时健康的儿童。

▶ 不停地咳嗽。

▶ **年龄：**小于 3 月龄的孩子出现咳嗽。

▶ 耳痛或耳流脓。

▶ 鼻窦疼痛，不仅仅是因为充血堵塞导致的。

▶ 发热持续 3 天以上。

▶ 退热超过 24 小时后再次发热。

▶ 家长认为孩子需要看医生，但情况并不紧急。

如果有以下情况，请在工作时间联系医生

▶ **年龄**：6 月龄以上孩子需要接种流行性感冒疫苗。

▶ 咳嗽导致呕吐 3 次或以上。

▶ 咳嗽导致孩子居家 3 天或以上不能上学。

▶ 流涕持续 2 周以上。

▶ 咳嗽持续 3 周以上。

▶ 流行性感冒症状持续 3 周以上。

▶ 家长有其他问题或担忧。

如果有以下情况，可以在家护理

▶ 低风险儿童患流行性感冒且没有并发症。

照护建议

❶ 关于流行性感冒，家长应该知道的事情

■ 流行性感冒症状包括咳嗽、咽痛、流鼻涕和发热。在流行性感冒季节，孩子如果出现这些症状，可能得了流行性感冒。

■ 大多数父母能判断孩子是否患有流行性感冒，孩子可能是被父母所传染，也有可能是在学校里患上流行性感冒的。当孩子得了流行性感冒时，不需要任何特殊的检查。

■ 如果孩子出现流行性感冒并发症，如耳痛或呼吸困难，请及时就诊。

■ 对平时健康的儿童来说，流行性感冒就像重感冒一样。

■ 流行性感冒起病突然，症状严重，通常起病初期 3 天感觉非常不舒服。

■ 流行性感冒的治疗取决于孩子的主要症状，治疗方法与其他病毒性感冒和咳嗽的治疗方法相似。

■ 不需要卧床休息。

■ 大多数患流行性感冒的儿童不需要看医生。

❷ 流涕多：清洗鼻腔分泌物或擤鼻涕

■ 鼻涕可以带走鼻腔和鼻窦中的细菌与病毒。

■ 只要擤擤鼻子就行了。孩子 2~3 岁时可以教他如何擤鼻涕。

- 对于年龄较小的儿童，可用吸鼻器清除鼻涕，操作时动作要轻柔。
- 先用温水清洗鼻腔周围皮肤，然后在周围皮肤上涂抹凡士林，这样有助于防止鼻孔周围红肿。

❸ 用生理盐水冲洗鼻腔缓解鼻塞

- 使用生理盐水滴鼻剂或喷雾剂来稀释鼻腔中的干燥分泌物。如果没有生理盐水，可以用水替代，如蒸馏水、瓶装水或煮沸的自来水。
  - **第 1 步：**每个鼻孔滴 3 滴。**年龄：**如果孩子小于 1 岁，每次使用 1 滴。
  - **第 2 步：**捏住一侧鼻孔，给另一侧鼻孔擤鼻涕，然后用同样方法操作另一侧。
  - **第 3 步：**往鼻孔内重复滴入生理盐水，然后擤鼻涕，直到分泌物清除。
- **频率：**当孩子不能用鼻子呼吸时，就可以用生理盐水冲洗鼻腔。
- **年龄：**如果孩子小于 1 岁，每天不超过 4 次。在母乳喂养或奶瓶喂养之前进行冲洗。
- 生理盐水滴鼻剂或喷雾剂可以在药店买到，不需要医生处方。
- **为什么需要鼻冲洗：**单靠擤鼻涕不能清除干燥或黏稠的鼻分泌物。此外，婴儿鼻塞时不能很好地进行母乳喂养或奶瓶喂养。
- **其他选择：**用热水淋浴有助于稀释鼻腔分泌物。呼吸温暖湿润的空气，然后分别擤每个鼻孔。
- 对于年幼的孩子，也可以用湿棉签去除黏稠的鼻涕。

❹ 流行性感冒用药

- **感冒药：**不推荐幼儿服用复方感冒药或镇咳药。美国食品药品监督管理局未批准此类药物用于 6 岁以下儿童（**原因：**用药不安全，可能导致严重的副作用），而且药物对缓解流行性感冒症状没有帮助（**原因：**使用药物无法清除鼻腔中的黏稠鼻涕，用生理盐水冲洗鼻腔效果最好）。
- **抗过敏药物：**仅对过敏性鼻炎或过敏性咳嗽有效。
- **不用抗生素：**抗生素对治疗流行性感冒没有帮助。如果孩子出现中耳炎或鼻窦炎，可以使用抗生素。

❺ 自制镇咳药

- 咳嗽可以保护肺脏，不需要治疗，需要让孩子保持水分充足（**原因：**咽干及气道黏膜干燥会加重咳嗽）。咳嗽严重时也可以尝试饮用温热的液体。

- **年龄：**对于小于 6 月龄的孩子，只提供母乳或配方奶。
- **年龄：**6~12 月龄的孩子可以尝试饮用 30 mL 的温水或苹果汁。**注意：**1 岁之前不要喂食蜂蜜。
- **年龄：**对于 1 岁以上的孩子，蜂蜜是最好的选择。根据需要给予 ½~1 茶匙（2.5~5 mL），有助于稀释分泌物和舒缓喉咙不适。如果没有蜂蜜，可以用玉米糖浆，也可以用温热果汁、草药茶等替代。**用量：**每次 30 mL。
- **年龄：**6 岁以上的孩子可以使用止咳糖来减轻喉咙发痒症状。如果没有，可以用硬糖。蜂蜜也有帮助。**注意：**6 岁之前避免含服止咳糖（**原因：**窒息风险）。

❻ 缓解咽痛

- **年龄：**1 岁以上的孩子可以小口喝温热的液体，如温热的鸡汤或苹果汁。有些孩子更喜欢冷食，如冰棒或冰激凌。
- **年龄：**6 岁以上的孩子可以含服硬糖或棒棒糖。奶油糖果可能有帮助。
- **年龄：**8 岁以上的孩子可以使用含漱液，或在温水中加一点食盐，也可以添加抗酸剂，如胃能达或其他品牌代替食盐，不需要医生处方。
- 咽喉喷雾剂或含片通常没有帮助。

❼ 补充液体

- 鼓励孩子多饮水。
- **目标：**让孩子保持充足的水分摄入。
- 有助于稀释鼻腔分泌物，更容易清除鼻涕。
- 有助于稀释肺部分泌物，更容易咳出痰液。

❽ 退热药

- 发热超过 39.0℃，给予对乙酰氨基酚（如泰诺林）。
- 另一种选择是布洛芬（如美林）。
- 避免服用阿司匹林，因为可能诱发瑞氏综合征。
- **注意：**39.0℃ 以下的发热有助于对抗感染。
- 对于所有发热患者：保证充足的水分摄入，可以喝凉白开。

❾ 止痛药

- 肌肉疼痛或头痛时，可以服用对乙酰氨基酚（如泰诺林）。

■ 另一种缓解药物是布洛芬（如美林）。

■ 按需使用。

❿ 抗流行性感冒病毒处方药

■ 抗病毒药物（如达菲）有时可用于治疗流行性感冒，必须在流行性感冒症状出现后 48 小时内服用，发热 48 小时后服药效果不明显。

■ 美国儿科学会建议将其用于有严重症状的患儿以及大多数高风险儿童。

■ 如果孩子有慢性基础疾病并患流行性感冒，请及时就医，医生会决定孩子是否需要使用抗病毒处方药物。

■ 美国儿科学会不建议出现普通流行性感冒症状的低风险儿童使用抗病毒药物，该情况下服用受益有限，可能使孩子病程缩短 1~1.5 天，也可能减轻症状，但不会使症状消失。

■ **副作用：**服用达菲的儿童中约 10% 会出现呕吐症状。

■ 大多数平时健康的儿童患流行性感冒时不需要服用抗病毒药物。

■ 此外，不建议将抗病毒药物用于流行性感冒的预防（**原因：**需要在流行性感冒季节连续几个月每天服用药物）。

⓫ 返校

■ 流行性感冒病毒传播迅速，传染力极强，潜伏期约为 2 天。

■ 孩子退热 24 小时后即可返校。

■ 孩子自我感觉良好，可以参加正常的活动。

⓬ 预期康复过程

■ 流行性感冒患儿咳嗽症状可能会持续 2~3 周。

■ 有时孩子会咳出很多痰，痰可能是灰色、黄色或绿色的。

■ 咳痰非常重要，有助于保护肺部避免感染。

■ 鼓励孩子咳出痰，不要阻止。

■ 发热症状一般持续 2~3 天。

■ 流鼻涕症状一般持续 7~14 天。

⓭ 预防：如何避免患流行性感冒

■ 经常用肥皂洗手。

■ 含酒精的洗手液效果也很好。

■ 避免用手触摸眼睛、鼻子或嘴巴。手上的病毒可以通过接触传播。

■ 尽量避免与患者近距离接触。

■ 如果病情不需要去医院或急诊，尽量不去，因为在这些地方更有可能接触到流行性感冒患者。

⑭ 预防：如果自己患上流行性感冒，如何避免感染他人

■ 咳嗽或打喷嚏时用纸巾捂住口鼻。

■ 经常用肥皂洗手，特别是在咳嗽或打喷嚏后。

■ 限制与他人接触，避免传染他人。

■ 体温正常至少 24 小时后，才能上学或上班（美国疾病控制与预防中心）。

⑮ 接种流行性感冒疫苗进行预防

■ 注射流行性感冒疫苗是保护家人避免患流行性感冒的最佳方法。

■ 强烈建议所有 6 月龄以上的儿童每年接种流行性感冒疫苗。

■ 成年人也应该接种疫苗。

■ 疫苗可以预防疾病。

■ 即使孩子得了流行性感冒，接种过疫苗的患儿症状也会更轻。

■ 每年都需要注射新的流行性感冒疫苗（**原因**：流行性感冒病毒每年都在不断变化）。

■ 接种流行性感冒疫苗后 2 周产生抗体，保护作用持续整个流行性感冒季节，而抗病毒药物只在服用期间才能预防流行性感冒。

⑯ 如果有以下情况，请联系医生

■ 呼吸困难。

■ 出现三凹征。

■ 发生脱水。

■ 出现耳痛或鼻窦痛。

■ 发热持续超过 3 天或体温超过 40.0℃。

■ 流涕持续超过 14 天。

■ 咳嗽持续 3 周以上。

■ 孩子的情况变得更糟。

■ 家长认为孩子需要看医生。

> 记住，如果孩子出现上述"联系医生"中的任一情况，请及时联系医生。

第 29 章
诊断或疑似新型冠状病毒肺炎

定义

▶ 孩子患有新型冠状病毒肺炎（以下简称"新冠肺炎"）。

▶ 新冠肺炎核酸检测结果为阳性。

▶ 如果怀疑是新冠肺炎，请务必进行核酸检测以确定。

新冠肺炎的症状

▶ 最常见的症状是咳嗽和发热，部分患儿可能出现呼吸短促和呼吸困难。

▶ 其他常见症状有流鼻涕、发冷、发抖（寒战）、咽痛、肌肉疼痛或全身痛、头痛、疲劳（乏力）以及嗅觉或味觉丧失。

▶ 美国疾病控制与预防中心提示，还会出现以下不常见的症状：恶心、呕吐和腹泻。

关于新冠肺炎的事实

▶ **潜伏期：** 接触新冠肺炎患者的分泌物后 2~10 天（平均 5 天）发病。

▶ **传播：** 病毒会通过咳嗽、打喷嚏、喊叫或唱歌时产生的呼吸道飞沫传播，感染者的呼吸道飞沫可以被周围的人吸入。大多数呼吸道病毒就是这样传播的。

▶ **无症状感染者：** 超过 30% 的感染者没有症状。

▶ **轻度感染：** 有症状的人中约 80% 有轻微症状，很像流行性感冒或重感冒。症状通常持续 1~2 周。

▶ **严重感染：** 有症状的人中约 20% 会出现呼吸困难，有些人需要住院治疗。

▶ **疫苗：** 安全和高效的疫苗是可用的。疫苗可以预防重症和死亡。突破性感染通常都是轻度感染，突破性感染是指完全接种疫苗的人感染新冠肺炎。

▶ **治疗：** 对于新冠肺炎症状严重者，须给予特殊治疗。

什么时候联系医生

如果有以下情况，请立即拨打"120"（孩子可能需要救护车）

▶ 严重呼吸困难（每次呼吸都很困难，几乎不能说话）。

▶ 嘴唇或面部发绀。

▶ 家长认为孩子有危及生命的紧急情况。

如果有以下情况，请立即联系医生（无论白天还是晚上）

▶ 呼吸困难，但不严重（包括呼吸急促和呼吸困难）。

▶ 每次呼吸时肋骨都会向内牵拉（三凹征）。

▶ 呼吸频率明显增快。

▶ 咳嗽时嘴唇或面部变青。

▶ 喘息。

▶ 喘鸣。

▶ 胸痛或胸闷，无法深呼吸。

▶ 严重咽痛（如不能吞咽液体或新出现流涎症状）。

▶ 严重肌肉疼痛（如不能行走或几乎不能站立）。

▶ 严重头痛（如有史以来最严重的头痛、意识错乱、虚弱或颈强直）。

▶ 疑似脱水（如超过 8 小时无排尿、尿色深、口干、哭时无泪）。

▶ 免疫缺陷（如艾滋病、癌症、器官移植或口服类固醇）。

▶ 高风险儿童，包括肺部疾病、心脏病、糖尿病或其他严重的慢性病患者。

▶ **年龄：**12 周龄以内的孩子伴有发热。

▶ 发热高于 40.0℃。

▶ 孩子看起来或表现得很不舒服。

▶ 家长认为孩子需要看医生，情况很紧急。

如果有以下情况，请在 24 小时内联系医生

▶ 咳嗽不止。

▶ **年龄：**小于 3 月龄的孩子出现咳嗽。

▶ 耳痛或耳流脓。

▶ 鼻窦疼痛（不仅仅是充血）。

▸ 持续 3 天以上发热。

▸ 退热 24 小时后再次发热。

▸ 家长认为孩子需要看医生，但情况并不紧急。

如果有以下情况，可以在家护理

▸ 确诊或疑似新冠肺炎，但症状较轻。

照护建议

❶ 对症治疗

■ 无论孩子是患有新冠肺炎、流行性感冒还是普通感冒，治疗方法都是相同的。

■ 治疗新冠肺炎时需要保持居家隔离，直到孩子康复为止（**原因**：保护他人不被感染）。老年人和有严重健康问题的人可能死于新冠肺炎。

■ 孩子出现严重症状时需要治疗。有关家庭疗法的详细信息，请参见第 28 章"季节性流行性感冒"。

■ 既往健康、低风险的孩子患有轻度新冠肺炎时无须使用抗病毒药物。

■ 抗生素对治疗病毒感染没有帮助。

■ 无须联系医生或带孩子就诊，除非孩子出现呼吸困难或病情以其他任何方式恶化。

❷ 如果有以下情况，请联系医生

■ 呼吸短促。

■ 呼吸困难。

■ 孩子病情加重。

新冠肺炎的居家隔离问题

❶ 对那些生病的人来说，居家隔离是必要的

■ 隔离意味着将患有传染病的人与没有生病的人分开，也就是说患者需要待在家里。

■ 孩子不需要被限制待在一个房间里。在家中预防呼吸道感染的传播几乎是不可能的，但应尽量避免与其他家庭成员亲密接触，如拥抱、亲吻、坐在一起

或者睡在同一张床上。其他家庭成员也应留在家中接受隔离。**原因：** 与疑似新冠肺炎患者一起生活，意味着与其发生了密切接触。

■ 不要让任何人（如朋友）探访孩子。

■ 不要送孩子上学。

■ 不要去商店、餐馆、礼拜场所或其他公共场所。

❷ 停止居家隔离：必须同时满足以下 3 个要求

■ 停用退热药后热退至少 24 小时。

■ 咳嗽和其他症状得以改善。

■ 从出现症状开始，病程持续 5 天以上。

■ **总结：** 患者必须在家隔离至少 5 天，其他家庭成员须佩戴口罩 5 天。如果孩子太小，不能戴口罩，需要居家隔离 10 天。

■ 如果不确定是否达到解除隔离要求，请参见官方网站或联系医生。

新冠肺炎的预防

❶ 接种新冠疫苗

■ 与其他任何公共卫生行动相比，疫苗保护了更多的生命，是对抗致命传染病的最有力武器。

■ 安全、高效的疫苗是可用的。美国疾病控制与预防中心和美国儿科学会建议接种新冠疫苗，它可以保护机体免受新冠病毒的感染。

❷ 如何保护自己和家人免受新冠病毒感染——基本知识

■ 经常用肥皂洗手（非常重要）。记住饭前洗手。

■ 如果没有水，可使用含酒精的洗手液。记住，用肥皂和清水效果更好。

■ 不要用手触摸眼睛、鼻子或嘴，除非手是干净的。手上的病菌可以通过这种方式进入身体。

❸ 社交（安全）距离和新冠肺炎的预防

■ 避免与新冠肺炎感染者接触。

■ **社交距离：** 尽量与任何生病的人保持至少 2 m 的距离，特别是当他正在咳嗽时。避免社区人员聚集。

❹ 口罩和新冠肺炎的预防

- **概述：** 戴口罩有助于减少新冠病毒的传播。**原因：** 新冠肺炎无症状感染者仍具有传染性，戴口罩可以减少病毒的传播。
- 关于何时佩戴口罩，请遵循官方建议。

❺ 母亲患有新冠肺炎时，可继续母乳喂养

- 母乳喂养专家建议，即使母亲感染了新冠肺炎，也要继续母乳喂养。
- 给宝宝喂奶前要洗手。
- 美国疾病控制与预防中心建议母亲生病时佩戴口罩，注意不要对着宝宝咳嗽。
- 母乳会给宝宝提供有益的抗体，这些抗体是身体在对抗疾病时产生的，会为宝宝提供一定的保护，就像患流行性感冒和被大多数其他病毒感染时一样。
- 研究表明，病毒不会通过母乳传播。
- 母乳喂养的母亲也应该接种新冠疫苗。

> 记住，如果孩子出现上述"联系医生"中的任一情况，请及时联系医生。

第 30 章
咳嗽和感冒：药物治疗还是家庭疗法

药物治疗（非处方药）

▶ 非处方镇咳药和感冒药会引起副作用，这些副作用表现在幼儿身上可能很严重。使用这些药物的风险超过益处。2008 年，美国食品药品监督管理局在儿童中开展了研究，建议这些药物不要用于幼儿。孩子 6 岁以后，按照药品说明使用是安全的。但是，不使用这些药物，咳嗽和感冒也很容易治愈。

家庭疗法

▶ 好的家庭治疗措施是安全的、便宜的，和非处方药一样有用。几乎每个家庭都会用到家庭疗法。以下介绍一些简单有用的家庭护理措施。

❶ 流鼻涕：擤鼻涕

■ 当孩子的鼻涕像水龙头的水一样不停流时，表明身体正在排出病毒。对于 2~3 岁的幼儿，家长可以教他擤鼻涕。抗过敏药物（如苯海拉明）对治疗一般感冒没有帮助，只在孩子患鼻过敏（花粉症）时才有效果。

❷ 鼻塞：鼻腔内生理盐水冲洗

■ 使用生理盐水滴鼻剂或喷雾剂缓解鼻黏膜干燥。如果没有生理盐水，可以用水替代，如蒸馏水、瓶装水或煮沸的自来水。
 – 第 1 步：每个鼻孔滴 3 滴。如果孩子小于 1 岁，每次使用 1 滴。
 – 第 2 步：堵住一侧鼻孔的同时，给另一侧鼻孔擤鼻涕，之后换边操作。
 – 第 3 步：重复滴鼻和擤鼻涕，直到分泌物被清除。
■ **频率：**当孩子因为鼻塞不能用鼻子呼吸时，就可以用生理盐水进行鼻腔冲洗。
■ **限制：**如果年龄小于 1 岁，每天不超过 4 次。在每次哺乳前进行鼻腔冲洗。

- 生理盐水滴鼻剂或喷雾剂可以在药店买到，不需要处方。
- **应用滴鼻剂的原因：**单靠擤鼻涕不能清除干燥黏稠的鼻分泌物。此外，婴儿鼻塞时不能很好地进行母乳喂养或奶瓶喂养。
- **其他选择：**洗个热水澡，湿润温暖的雾气可以稀释鼻腔分泌物。吸入湿润的空气，然后擤鼻涕。
- 对于年幼的孩子，也可以用湿棉签去除黏稠的分泌物。
- **药品：**没有任何药物可以清除鼻腔里的干燥分泌物。

❸ 咳嗽：自制镇咳药

- 咳嗽可以保护肺脏，不需要任何治疗。需要保证孩子水分充足（**原因：**咽干及气道黏膜干燥会加重咳嗽）。咳嗽严重时可以让孩子饮用温热的液体。
- **年龄：**对于小于 6 月龄的孩子，只给予母乳或配方奶。
- **年龄：**6~12 月龄的孩子可以尝试饮用 30 mL 的温水或苹果汁。**注意：**1 岁之前不要食用蜂蜜。
- **年龄：**对于 1 岁以上的孩子，蜂蜜是最好的选择。根据需要给予 ½~1 茶匙（2.5~5 mL），可以稀释分泌物和舒缓喉咙不适。如果没有蜂蜜，可以用玉米糖浆，也可以用温热果汁、草药茶等替代。**用量：**每次 30 mL。
- **年龄：**6 岁以上的孩子可以使用止咳糖来减轻喉咙发痒症状。如果没有，可以用硬糖。蜂蜜也有帮助。**注意：**6 岁之前避免使用止咳糖（**原因：**窒息风险）。
- **咳嗽发作：**洗热水澡时温热湿润的雾气会有帮助。

❹ 补充液体

- 保持充足的水分摄入可以稀释气道内的分泌物，使得痰和鼻涕更容易被清除。

❺ 加湿器

- 如果家里的空气干燥，可以使用加湿器。潮湿的空气可以防止鼻腔和呼吸道干燥。适当开一会热水淋浴，也可以增加空气湿度。

不一定需要治疗的情况

- 如果症状不影响孩子的日常生活，则不需要予以治疗。许多孩子在轻微咳嗽或感冒时仍然很开心，玩得很好，睡得也很好。

■ 仅在症状引起孩子不适或影响孩子睡眠时，才需要治疗。如果咳嗽很厉害，确实影响到孩子的日常生活，就需要治疗。

■ 发热是有帮助的。只有当发热造成孩子不适或影响孩子活动时才需要治疗。通常体温达到 39.0℃ 或更高时才会发生这种情况。可以给予对乙酰氨基酚（泰诺林）或布洛芬（美林）治疗高热或疼痛。

总结，如果咳嗽或感冒需要治疗，家庭疗法可能比药物治疗更有效。

第 31 章
抗生素：什么时候需要使用抗生素治疗

定义

▶ 抗生素是可以杀死细菌的有效药物。抗生素挽救了许多生命，也阻止了严重的并发症发生。但是，抗生素不能杀死病毒，只对细菌起作用。医生必须判断孩子的感染是病毒性的还是细菌性的，这是医生决定是否使用抗生素的依据。

细菌感染

▶ 比病毒感染少见，使用抗生素有效。细菌会导致如下部位感染。
- 耳朵感染。
- 大多数鼻窦感染（不是鼻窦充血）。
- 约 20% 的咽痛，通常由链球菌感染所致。
- 约 10% 的肺炎（肺部感染）。

病毒感染

▶ 绝大多数感染是由病毒引起的，抗生素治疗无效。病毒感染可以导致如下病症。
- 100% 的感冒（**注意**：除非发展成耳朵感染或鼻窦感染，这种情况占 5%~10%）。
- 约 95% 的新发生的咳嗽（**注意**：哮喘也可能从咳嗽开始）。
- 约 95% 的发热。
- 约 80% 的咽痛。
- 约 90% 的肺炎（**注意**：大多数儿童肺炎是由病毒感染引起的）。
- 约 99% 的腹泻和呕吐。
- **注意**：一些抗病毒药物可以用于治疗病毒感染，例如达菲用于治疗严重的流行性感冒。

感冒症状很常见

▶ 父母有时会因普通的感冒症状而担心。以下症状不是细菌感染的迹象，也不是使用抗生素的理由。

- **绿色或黄色鼻涕：** 这是感冒恢复过程中的常见现象，不是鼻窦感染的表现。
- **绿色或黄色痰：** 这是病毒性支气管炎恢复过程中的常见现象，不是肺炎的征兆。
- **高热：** 高热（体温 40.0℃ 以上）可能由病毒或细菌感染引起。

抗生素的副作用

▶ 所有抗生素都有副作用。服用这些药物的儿童可能会出现副作用，例如腹泻、恶心、呕吐或皮疹。稀便的发生是因为药物杀死了肠道中的有益细菌。如果孩子出现皮疹，这可能是药物引起的。医生需要明确皮疹是否是药物过敏所致的。抗生素过度使用的最大副作用被称为抗生素耐药。发生抗生素耐药时细菌不再会被药物杀死，这就是为什么建议只在孩子真正需要的时候才使用抗生素。

使用抗生素治疗病毒感染：会发生什么

▶ 如果孩子是病毒感染，使用抗生素不会退热，对缓解其他症状也没有帮助。此时使用抗生素不会让孩子更快地回到学校，也不会让家长更快地回到工作岗位。如果出现药物副作用，孩子会感觉更糟。

家长能做什么

▶ 抗生素只能用于细菌感染的治疗。只在孩子真正需要抗生素治疗时才使用它。

▶ 不要向医生要求抗生素治疗。

▶ 用有效的家庭护理疗法来治疗孩子的感冒和咳嗽症状。

▶ 请记住，发热是在对抗感染，它能增强身体免疫力，以防止未来的感染。

第 8 部分

腹部症状

第 32 章
腹痛

定义

▶ 腹部区域的疼痛或不适。

▶ 胸腔底部至腹股沟之间部位的疼痛。

▶ 年长儿童诉说肚子疼。

▶ 年幼儿童指向或捂住肚子。

如果有以下情况，请参考其他章节

▶ 小于 12 月龄儿童不明原因哭闹或腹痛，参见第 7 章 "哭闹的孩子"。

▶ 便秘是主要出现的症状，参见第 33 章 "便秘"。

▶ 腹泻是主要出现的症状，参见第 34 章 "腹泻"。

▶ 呕吐（或孩子觉得想吐）是主要出现的症状，参见第 36 章 "呕吐不伴腹泻"。

▶ 排尿疼痛和轻微腹痛，参见第 37 章 "排尿疼痛"。

急性腹痛的原因

▶ **暴饮暴食：** 暴饮暴食会引起腹部不适和轻微的腹痛。

▶ **饥饿痛：** 年幼的孩子可能会在饥饿时诉说腹痛。

▶ **胃肠道（GI）病毒（如轮状病毒）：** 胃肠道病毒可引起胃部痉挛以及呕吐或腹泻。

▶ **食物中毒：** 食物中毒会导致孩子在吃了变质食物后的几个小时内突然呕吐或腹泻，这是由长时间放置的食物滋生的病菌所产生的毒素引起的。大多数情况下，症状会在 24 小时内消失，通常可以在家中护理，不需要治疗。

▶ **便秘：** 需要通过排便缓解下腹部绞痛。

▶ **链球菌性咽炎：** 约 10% 新出现的腹痛伴发热是由链球菌性咽炎导致的。

▶ **膀胱感染：** 如果出现排尿疼痛、尿急和尿臭，需要怀疑膀胱感染。有时下腹疼痛可以是膀胱感染的唯一症状。

▶ **阑尾炎（剧烈疼痛）**：如果疼痛位置位于右侧下腹部或孩子因为疼痛弯腰走路，则怀疑是阑尾炎。其他迹象表现为孩子不能跑跳，想静静地躺着。

▶ **肠套叠（剧烈疼痛）**：突然发作的剧烈疼痛，阵发性疼痛。肠套叠是由一段肠管嵌套入下一段肠管引起的，好发年龄段为 6 月龄 ~2 岁。

复发性腹痛的原因

▶ **压力或焦虑**：经常腹痛的最常见原因是压力。超过 10% 的孩子有一个"焦虑的腹部"，这些孩子往往很敏感。他们往往是模范儿童，这可能使他们更容易受到生活压力的影响。造成压力的原因可能是近期转学、搬家或家庭问题。疼痛部位通常在腹部或肚脐周围，这种疼痛是真实存在的。

▶ **腹型偏头痛**：突然发作的腹痛和周期性呕吐。在儿童中，大多数腹型偏头痛会发展为偏头痛。有家庭遗传性。

▶ **功能性腹痛**：功能性腹痛意味着腹痛是由胃肠道敏感导致的，但胃肠道无任何器质性疾病。

▶ **学校恐惧症**：腹痛主要发生在上学日的早晨，孩子因为腹痛无法上学。

疼痛量表

▶ **轻度**：孩子感到疼痛，并告知家长。这种疼痛不会影响孩子参加任何正常的活动，如上学、玩耍和睡觉等。

▶ **中度**：这种疼痛会使孩子无法进行正常活动，可能会使孩子从睡眠中疼醒。

▶ **重度**：疼痛非常严重，会影响孩子参加任何正常的活动。

什么时候联系医生

如果有以下情况，请立即拨打"120"（孩子可能需要救护车）

▶ 不能活动或太虚弱以致无法站立。

▶ 家长认为孩子有危及生命的紧急情况。

如果有以下情况，请立即前往急诊

▶ 怀疑阑尾炎（右下腹疼痛，无法跳跃，想静静地躺着）。

▶ 持续剧烈疼痛（孩子不能活动或做任何事情）。

▶ 不能走路或捂着肚子弯腰走路。

▶ 便血或呕血。

▶ 呕吐绿色的胆汁（**例外**：胃液是黄色的）。

▶ 疑似误服物品（如硬币）。

如果有以下情况，请立即联系医生（无论白天还是晚上）

▶ 右下腹疼痛。

▶ 阴囊疼痛或肿胀（男性）。

▶ 持续疼痛（或哭闹）超过 2 小时。

▶ 最近腹部受过伤。

▶ 高风险儿童（如患糖尿病、镰状细胞病或近期行腹部手术的孩子）。

▶ **年龄**：2 岁以内的孩子。

▶ 发热高于 40.0℃。

▶ 孩子看起来或表现得很不舒服。

▶ 家长认为孩子需要看医生，情况很紧急。

如果有以下情况，请在 24 小时内联系医生

▶ 中度疼痛，孩子无法进行一些正常活动。

▶ 轻度疼痛，阵发性（痉挛），但持续时间超过 24 小时。

▶ 出现发热。

▶ 疑似膀胱感染（尿路感染），排尿疼痛，新出现尿失禁。

如果有以下情况，请在工作时间联系医生

▶ 腹痛频繁发作。

▶ 家长有其他问题或顾虑。

如果有以下情况，可以在家护理

▶ 轻度腹痛。

照护建议

❶ 关于腹痛，家长应该知道的事情

- 轻微的腹痛很常见，可能是因为胀气或者暴饮暴食。
- 有时，腹痛是病毒感染的信号，会出现呕吐或稀便。
- 观察孩子 2 小时，可能会发现病因。

❷ 卧床

- 让孩子卧床休息，直到感觉好些。

❸ 补充液体

- 只提供清液，如水、无气软饮料或半浓度的运动饮料（如佳得乐）。
- 轻度疼痛时，可提供常规饮食。

❹ 为呕吐做准备

- 手边准备一个盛呕吐物的容器。
- 年龄较小的孩子恶心时常伴有腹痛，恶心是呕吐前的腹部不适表现。

❺ 排大便

- 让孩子坐在马桶上，试着排大便。
- 如果疼痛是由便秘或腹泻引起的，排大便可能会有帮助。
- **注意：** 对于便秘，用一个温暖、湿润的棉球按摩肛门，可能会有所帮助。

❻ 以下情况不要给予药物

- 任何药物（如布洛芬）都可能使腹部不适，加剧疼痛。
- 不要给予任何止痛药或泻药治疗胃痉挛。
- 对于超过 39.0℃ 的发热，可给予对乙酰氨基酚（如泰诺林）。

❼ 预期康复过程

- 非疾病因素导致的疼痛，通常会在 2 小时内好转或消失。
- 病毒性胃炎患者每次呕吐或腹泻之前都可能会发生胃痉挛，痉挛可能持续几天才消失。

■ 由严重的原因导致的疼痛（如阑尾炎），疼痛持续并进行性加重。

❽ 如果有以下情况，请联系医生

■ 疼痛加重。

■ 疼痛持续 2 小时以上。

■ 阵发性轻微疼痛，持续时间超过 24 小时。

■ 孩子病情加重。

■ 家长认为孩子需要看医生。

❾ 额外帮助：因焦虑或压力导致的腹痛

■ 和孩子一起聊聊引发腹痛的事件，谈谈下次如何处理这些问题。

■ 帮助孩子减轻对那些他无法控制的事情的担忧。

■ 为了治疗疼痛，帮助孩子学会放松。让孩子躺在一个安静的地方，慢慢地深呼吸，腹部随着每次呼吸上下起伏，然后试着放松全身的肌肉，这可能会有帮助。让孩子想一些愉快的事情，听一些放松的音乐，也会有帮助。

■ 确保孩子有足够的睡眠。

■ 确保孩子不会因为腹痛而耽误上学。压力大的孩子在遇到困难时往往想待在家里。

■ **注意**：家长应该带孩子去看医生进行检查，在明确是由压力或焦虑导致的腹痛之前，须排除其他器质性疾病。

　　记住，如果孩子出现上述"联系医生"中的任一情况，请及时联系医生。

第 33 章
便秘

定义

▶ 大便不通或排大便时很痛苦。

▶ 排便时哭闹，或用力排大便超过 10 分钟都无法排出大便。

▶ 超过 3 天没有大便（**例外**：母乳喂养且大于 1 月龄的婴儿）。

▶ **注意**：便秘引起的腹痛时有时无，大多数情况下是轻微腹痛。如果持续腹痛，请参见第 32 章 "腹痛"。

如果有以下情况，请参考其他章节

▶ 持续腹痛，参见第 32 章 "腹痛"。

便秘的原因

▶ **高牛奶饮食**：将牛奶和奶酪当作唯一的食物且大量进食，可能会导致便秘。它们会导致粪便硬且苍白，这就是为什么宝宝需要均衡饮食。

▶ **低纤维饮食**：纤维存在于蔬菜、水果和全谷物中。纤维有助于保持大便柔软、量多、容易排出。低纤维饮食会导致大便硬而小。

▶ **液体摄入量少**：可能导致大便干燥，难以排出，但这不是便秘的唯一原因。

▶ **缺乏运动**：运动可以防止肠道蠕动缓慢。这不是儿童便秘的原因，除非一直卧床。

▶ **因为疼痛而憋着大便**：如果排便时疼痛，许多孩子会忍住下一次排便。这可能会导致肛门周围链球菌感染，出现严重尿布疹或肛裂（肛门撕裂）。

▶ **因为主动权争夺而憋着大便**：这是儿童反复便秘的最常见原因。通常情况下，这是一场关于如厕训练的斗争。已经学会自主如厕的孩子有可能在入学初期出现便秘（**原因**：有些孩子拒绝使用公共厕所，有些孩子因为活泼好动不能安静坐下而推迟排大便）。

▶ **慢传输型便秘**：食物残渣通过结肠时异常缓慢而引起的便秘。大多数情况下，这种类型有家族遗传特点。

大便：多久排一次大便是正常的

▶ **正常范围：** 每天 3 次至每 2 天 1 次，都是正常的。一旦孩子吃上正常的食物，他们的排便模式就会和成年人的一样。

▶ 每 4~5 天排 1 次大便的孩子几乎都存在排便疼痛，同时他们排便时也更紧张和费力。

▶ 每 3 天排 1 次大便的孩子往往排便间隔会越来越长，然后出现便秘症状。

▶ 正常排大便时应该无疼痛。

▶ 任何在排大便时感到疼痛或费力的孩子都需要治疗，至少应该通过改变孩子的饮食习惯来进行干预。

假性便秘：正常排便习惯和正常粪便

▶ **母乳喂养且 1 月龄以上的宝宝：** 每 4~7 天排 1 次大便，且大便是软软的、量多、排便无疼痛，这是正常的（**注意：** 1 月龄以内的孩子大便不够多，意味着母乳喂养不足）。

▶ **婴儿排大便时很用力：** 婴儿在排大便时用力或发出哼声是正常的，他们正在学习放松肛门。宝宝平时处于仰卧位，在没有重力的帮助下，很难排出粪便。婴儿还会因用力排便而脸涨得通红并把腿抬高，这是正常现象。

▶ **短暂用力：** 任何年龄段的人在排大便时都可能偶尔出现短暂用力的情况，但不会超过 10 分钟。

▶ **大便多：** 粪便的多少与吃的食物量有关。食量大的人，大便量多。

▶ **硬便或干便：** 如果排便通畅、不费力，也可以是正常的。通常，这与纤维摄入量不足有关。有些孩子甚至会排出兔子大便样的小而干的颗粒状粪便。

什么时候联系医生

如果有以下情况，请立即前往急诊

▶ 呕吐绿色的胆汁（**例外：** 胃液是黄色的）。

如果有以下情况，请立即联系医生（无论白天还是晚上）

▶ 执行本章的照护建议后，腹痛持续超过 1 小时（包括持续哭闹）。

▶ 执行本章的照护建议后，直肠疼痛持续超过 1 小时（包括持续用力）。

▶ 呕吐 2 次或以上，比平时看起来腹胀。

▶ **年龄**：小于 1 月龄且母乳喂养的孩子。

▶ **年龄**：小于 12 月龄的孩子最近出现吸吮无力或肌无力。

▶ 孩子看起来很不舒服。

▶ 家长认为孩子需要看医生，情况很紧急。

如果有以下情况，请在 24 小时内联系医生

▶ **年龄**：小于 2 月龄的孩子（**例外**：排便时发出正常的哼声并用力）。

▶ 肛门出血。

▶ 有便意，但不敢排便或拒绝排便。

▶ 孩子可能憋便。

▶ 给予栓剂或灌肠剂后无效。

▶ 家长认为孩子需要看医生，情况并不紧急。

如果有以下情况，请在工作时间联系医生

▶ 孩子漏便，无法控制。

▶ 需要栓剂或灌肠剂来帮助排便。

▶ 改变饮食后不常见的大便性状没有好转（**例外**：母乳喂养的 1 月龄以上婴儿，如排便时不痛，那就是正常的）。

▶ 正在使用大便软化剂，尚未咨询过医生。

▶ 正在进行如厕训练。

▶ 改变饮食后仍出现大便疼痛，疼痛达到 3 次或以上。

▶ 便秘是一个长期存在的问题。

▶ 家长有其他问题或担忧。

如果有以下情况，可以在家护理

▶ 轻微便秘。

照护建议

❶ 关于便秘，家长应该知道的事情

■ 便秘在儿童中很常见。

■ 大多数情况下，便秘是由饮食改变导致的，也可能是由太长时间没有排大便导致的。

■ 排大便应该是愉快的、没有疼痛的。

■ 任何在排大便时感到疼痛或特别费力的孩子都需要治疗，至少需要改变饮食习惯。

❷ 正常大便

■ 正常排便频率：每天 3 次至每 2 天 1 次。一旦儿童（1 岁以上）有规律地饮食，他们的排便模式就会和成年人的一样。

■ 每 3 天 1 次大便的孩子往往排便间隔会越来越长，然后出现便秘症状。

■ 每 4~5 天 1 次大便的孩子，几乎都存在排便疼痛且排便费力。

❸ 1 岁以内婴儿的饮食

■ **年龄**：对于 1 月龄以上母乳喂养或配方奶粉喂养的宝宝，可添加果汁。
用量：每月龄每天 30 mL，限量为 120 mL。梨汁和苹果汁是很好的选择。3 月龄后，可给予西梅汁或李子汁（**原因**：果汁被批准用于缓解婴儿便秘）。

■ **年龄**：对于 4 月龄以上的宝宝，还可以添加高纤维的婴儿食品，每天 2 次。例如，豌豆、菜豆、杏子、西梅、桃子、梨或李子。

■ **年龄**：对于 8 月龄以上的宝宝，可以添加谷物和小块新鲜水果。

❹ 1 岁以上儿童的饮食

■ 增加果汁（苹果汁、梨汁、樱桃汁、葡萄汁、西梅汁）。**注意**：柑橘类果汁对缓解便秘没有帮助。

■ 添加纤维含量高的水果和蔬菜，例如豌豆、菜豆、花椰菜、香蕉、杏子、桃子、梨、无花果、西梅或枣。每天 3 次或以上。

■ 增加全谷物食品，例如麸皮片、松饼、全麦饼干和燕麦片。糙米和全麦面包也很有帮助。如果年龄超过 4 岁，可以食用爆米花。

■ 限制奶制品（牛奶、冰激凌、奶酪、酸奶），每天不超过 3 份。

■ **液体：**给予足够的液体以保持水分（**原因：**保持大便柔软）。

❺ 停止如厕训练

■ 暂时让孩子穿上纸尿裤或停止训练一段时间。

■ 告诉宝宝排大便不会造成任何伤害。

■ 孩子成功排大便，要及时表扬和鼓励。

■ 憋便是有害的。用奖励的方式来帮助孩子改掉这个坏习惯。

■ 避免给孩子任何压力或惩罚。此外，不要强迫孩子坐在便盆上（**原因：**这会引起主动权的争夺）。

■ 奖励和拥抱总是比惩罚更有效。

❻ 鼓励孩子坐马桶如厕（如果孩子已经进行过如厕训练）

■ 如果孩子同意坐马桶，就安排一个规律的排便时间。

■ 饭后让孩子坐在马桶上 5 分钟，早餐后坐马桶尤其重要。

■ 当看到孩子憋大便时，如果孩子配合，就带他去厕所坐马桶。

■ 孩子坐马桶的时候，陪在孩子身边，作为教练来专注于帮助孩子排出大便。

■ 不要让孩子分心，不要让孩子在上厕所时玩视频设备、游戏或看书。

■ 一旦排出正常量的粪便，孩子当天就不需要再坐马桶了。

❼ 温水浴放松肛门

■ 温水浴可以帮助孩子放松肛门以便排出粪便。

■ 如果排便用力过久，可以让孩子坐在温水中。

■ 也可以在肛门上放一个湿润的温热棉球，按摩肛门大约 10 秒，帮助放松肛门。

❽ 帮助婴儿调整排便姿势，便于排出大便

■ 帮助宝宝把膝盖紧贴胸部，模拟蹲姿，这是最自然的排便姿势。躺着是很难排出大便的。

■ 轻轻地按摩左侧腹部也有帮助。

❾ 蹲姿有助于年龄大一些的孩子排出大便

- 蹲姿有助于更快地排出大便，减少用力。
- 蹲姿要求膝盖位置高于臀部。
- 对大多数孩子来说，坐在马桶上时需要一个脚凳。
- 蹲姿是治疗便秘的重要组成部分。

❿ 大便软化剂（年龄：1 岁以上儿童）

- 对于 1 岁以上儿童，如果改变饮食后仍便秘，可以使用大便软化剂。
- 使用大便软化剂（如聚乙二醇），无须开处方。每天晚餐后给予 1~3 茶匙（5~15 mL）粉末，按每茶匙（5 mL）粉末配 60 mL 水的比例混合。
- 纤维产品（如水溶性膳食纤维粉）也有帮助。每天 2 次，每次 1 茶匙（5mL），用 60 mL 的水或果汁配制。
- 使用大便软化剂和纤维产品后，1~3 天会出现规律的软便。
- 向医生咨询大便软化剂的使用剂量和使用时间。

⓫ 预期康复过程

- 通常情况下，饮食改变有助于改善便秘。
- 在孩子病情好转后，一定要让孩子继续吃高纤维食物。
- 每天在同一时间让孩子坐在马桶上。
- 这些办法将有助于防止便秘再次出现。

⓬ 如果有以下情况，请联系医生

- 在改变饮食后，便秘持续超过 1 周。
- 孩子的状况变得更糟。
- 家长认为孩子需要看医生。

　　记住，如果孩子出现上述"联系医生"中的任一情况，请及时联系医生。

第 34 章
腹泻

定义

▶ 腹泻是指排便次数突然增加，且大便性状也突然变稀。

▶ 腹泻是指出现 3 次或以上水样或非常稀的粪便（**注意**：因饮食改变排 1~2 次稀便是正常的）。

如果有以下情况，请参考其他章节

▶ 呕吐伴有稀便，参见第 35 章"呕吐伴腹泻"。

急性腹泻的原因

▶ **病毒**（如轮状病毒）：肠道病毒感染是最常见的原因。

▶ **细菌**（如沙门菌）：不太常见的原因，腹泻常伴有血丝。

▶ **食物中毒**：食物中毒会导致在吃了变质食物后的几个小时内迅速出现呕吐和腹泻，这是由长时间放置的食物滋生的细菌所产生的毒素引起的。大多数情况下，症状在 24 小时内消失。这种情况通常可以在家中护理，而不需要治疗。

▶ **贾第鞭毛虫**（一种寄生虫）：更有可能在幼儿园爆发。

▶ **旅行者腹泻**：由食物或饮料中的病菌引起的。当有国外旅行史同时出现腹泻时须怀疑。

▶ **抗生素相关性腹泻**：许多抗生素会引起轻度腹泻，这不是过敏反应。继续应用抗生素，如果出现任何严重症状，请致电医生。

▶ **严重病因**：大多数细菌性腹泻症状会自行消失，少数可引起严重的肠道感染（如志贺菌结肠炎）。艰难梭菌感染是一种严重的肠道感染，通常发生在使用广谱抗生素后。

▶ **严重并发症：脱水**。这是身体失去太多液体导致的健康问题。

反复腹泻的原因

- ▶ **牛奶过敏**：会导致婴儿稀便、黏液便，可能出现血丝便。牛奶过敏通常在孩子出生后 2 个月内出现，孩子须避免食用牛奶或配方奶。
- ▶ **幼儿腹泻**：每天排 3~6 次稀便，大便可能会溢出尿布。症状从 1 岁开始，经过如厕训练后，在 3~4 岁时症状消失，对生长发育无影响。饮用果汁会加重症状。这是由从胃到肛门的传输时间过短导致的，成年后可能发展为肠易激综合征。
- ▶ **乳糖不耐受**：牛奶中含有乳糖。许多人不能吸收乳糖，肠道细菌会将乳糖转化为气体。主要症状是产气增多、稀便、腹胀，通常在 4~5 岁时出现，通常有家族遗传性。

腹泻严重程度分度

- ▶ **轻度**：每天 3~5 次水样便。
- ▶ **中度**：每天 6~9 次水样便。
- ▶ **重度**：每天 10 次或以上水样便。
- ▶ 腹泻的主要风险是脱水。
- ▶ 糊状便不会导致脱水。
- ▶ 频繁的水样便会导致脱水。

脱水：如何识别脱水

- ▶ 脱水是指身体失去了过多的液体，可能由呕吐或腹泻导致。脱水时体内丢失的水分超过体重的 3%。轻度腹泻、轻度呕吐或小幅度的饮水量减少不会引起脱水。
- ▶ 脱水是腹泻最重要的并发症，脱水时需要马上看医生。
- ▶ 脱水的表现如下。
  - 尿量减少（超过 8 小时没有排尿），这发生在脱水早期。或者尿色加深，呈暗黄色。如果尿液呈浅黄色，说明孩子没有脱水。
  - 口腔黏膜和舌干燥，仅嘴唇干燥意义不大。
  - 哭时眼泪减少或没有眼泪。
  - 婴儿会出现囟门凹陷。
  - 毛细血管再充盈时间在 2 秒以上。**方法**：把孩子的拇指指甲按压成白色的，指甲再变成粉红色的时间超过 2 秒。可以向医生请教如何做这个试验。

- 烦躁、疲惫或表现不佳。如果孩子活泼、开心、爱玩，那他没有脱水。
- 严重脱水的孩子会变得太虚弱而无法站立，试图站立时会头晕。

对于母乳喂养的婴儿，如何分辨腹泻

▶ 母乳喂养的婴儿的腹泻有时很难分辨。

▶ 正常母乳喂养的宝宝粪便是松软的（经常较稀，带有颗粒状物质），呈黄色，但有时也会是绿色的（胆汁），稀便周围也可以有水迹。这些都是正常的大便。

▶ 母乳喂养的婴儿每天排便次数通常超过 6 次。2 月龄内宝宝通常在每次喂养后就会排大便。但是，如果大便次数突然增多且变稀，应怀疑腹泻。如果这种情况持续 3 次或以上，则宝宝存在腹泻。

▶ 如果粪便含有黏液或血液或者新出现恶臭味，则表明是腹泻。

▶ 腹泻的其他信号，如吃得少或发热。

对于配方奶粉喂养的婴儿，如何分辨腹泻

▶ 配方奶粉喂养的婴儿在出生后第 1 周内每天排便 1~8 次，然后开始减少到每天 1~4 次。这种情况持续到 2 月龄大。

▶ 大便呈黄色，大便性状像花生酱。

▶ 如果大便次数突然增多或变稀，应怀疑腹泻。如果这种情况持续 3 次或以上，则宝宝存在腹泻。

▶ 如果粪便含有黏液或血液或者新出现恶臭味，则表明是腹泻。

▶ 腹泻的其他信号，如吃得少或发热。

▶ 2 月龄后，大多数婴儿每天排便 1~2 次或隔天排便 1 次，不会再出现轻微的腹泻。

什么时候联系医生

如果有以下情况，请立即拨打"120"（孩子可能需要救护车）

▶ 孩子不能活动。

▶ 太虚弱或头晕以致无法站立。

▶ 家长认为孩子有危及生命的紧急情况。

如果有以下情况，请立即联系医生（无论白天还是晚上）

▶ 疑似脱水（如超过 8 小时无排尿、尿色深、口干、哭时无泪）。

▶ 大便中有血。

▶ 持续腹痛超过 2 小时。

▶ 呕吐清水样的液体 3 次或以上。

▶ **年龄**：小于 1 月龄的孩子在过去 24 小时内腹泻达 3 次或以上。

▶ 严重腹泻（过去 24 小时内水样便达 10 次或以上）。

▶ 发热超过 40.0℃。

▶ **年龄**：小于 12 周龄的婴儿腹泻伴发热（**注意**：在就诊前不要给宝宝服用任何退热药）。

▶ **免疫力低下**（如镰状细胞病、艾滋病、癌症、器官移植或口服类固醇）。

▶ 孩子看起来很不舒服。

▶ 家长认为孩子需要看医生，情况很紧急。

如果有以下情况，请在 24 小时内联系医生

▶ 出现中度腹泻（过去 24 小时内水样便达 6 次或以上）。

▶ 每次腹泻后腹痛都不会消失。

▶ 进行过如厕训练的儿童发生 3 次或以上大便失禁。

▶ 发热持续 3 天以上。

▶ 与患有细菌性腹泻的人或动物密切接触。

▶ 过去 14 天内接触过爬行动物（蛇、蜥蜴或乌龟）。

▶ 过去 1 个月内前往有腹泻高风险的国家。

▶ 家长认为孩子需要看医生，但情况并不紧急。

如果有以下情况，请在工作时间联系医生

▶ 腹泻持续 2 周以上。

▶ 稀便长期存在。

▶ 家长有其他问题或担忧。

如果有以下情况，可以在家护理

▶ 轻度腹泻（可能由病毒感染引起）。

照护建议

轻度腹泻的治疗

❶ 关于腹泻，家长应该知道的事情

- 大多数腹泻是由病毒感染引起的。
- 由细菌感染导致的腹泻并不常见。
- 腹泻是身体排出病原的方式。
- 腹泻的主要风险是脱水。脱水是指身体失去了过多的液体。
- 大多数腹泻儿童不需要看医生。
- **注意**：饮食改变可能导致出现 1~2 次稀便，这是正常的。腹泻是指每天排水样便达 3 次或以上。

❷ 轻度腹泻

- 大多数腹泻的孩子可以正常饮食。
- 多喝水，防止脱水。腹泻时，配方奶、母乳或普通牛奶都是可以选择的食物。
- 避免进食果汁或全浓度的运动饮料（**原因**：会加重腹泻）。
- **固体食物**：多吃淀粉类食物，如谷类食品、饼干、米饭或意大利面（**原因**：它们很容易消化）。

❸ 配方奶粉喂养的婴儿出现频繁水样腹泻

- 继续配方奶粉喂养，但要频繁多次喂养，只要宝宝需要就要满足。
- 按正常比例冲调配方奶（**原因**：配方奶中含有大量的水，不需要稀释）。
- **固体食物**：如果是婴儿食物，可以继续食用，以谷物为最好。

❹ 母乳喂养的婴儿出现频繁水样腹泻

- 继续母乳喂养，增加喂养次数，缩短喂养间隔。
- 此外，如果母乳量达不到丢失的液体量，请给予一些额外的液体补充，可以给予配方奶或口服补液盐（如电解质冲剂）。
- **固体食物**：如果是婴儿食品，请继续食用，谷物最好。

❺ 年龄较大的儿童（年龄：1 岁以上）出现频繁水样腹泻

- 给孩子提供尽可能多的液体补充。如果孩子能吃固体食物，就多给孩子喝些水，半浓度的佳得乐或半浓度的苹果汁也可以。
- 如果孩子不吃固体食物，那就给孩子喝牛奶或配方奶。
- **注意**：不要进食常规果汁、全浓度运动饮料或软饮料（**原因**：会加重腹泻）。
- **固体食物**：淀粉类食物容易消化，是最好的选择，可以提供面包、饼干、米饭、意大利面或土豆泥。椒盐卷饼或咸饼干有助于增加盐分，适当的盐是有益的。

❻ 口服补液盐

- 口服补液盐是一种特殊的液体，可以帮助孩子保持水分。可以使用 Pedialyte 或其他商店品牌，在食品店或药店可以买到。
- **何时用**：如果孩子出现频繁的水样便，可能出现脱水，那就要给孩子口服补液盐治疗。脱水时会比正常情况下排尿少。同时，继续喂母乳、配方奶或普通牛奶。
- **服用量**：对于婴儿，每次大量水样便后给予 60~120 mL 口服补液盐。
- 对于 1 岁以上的儿童，在每次大量水样便后给予 120~240 mL 的口服补液盐。3 岁以后的儿童很少需要口服补液盐。
- **注意**：口服补液盐不能作为 6 小时以上唯一摄入的液体（**原因**：孩子需要热量，而且孩子会因为饥饿哭闹）。

❼ 益生菌

- 益生菌是有益于健康的细菌（如乳酸杆菌）。它们可以取代胃肠道中的有害细菌。
- 益生菌有助于减少腹泻。
- **年龄**：对于 12 月龄以上的孩子，酸奶是益生菌最易得的来源。给予孩子 60~180 mL 的酸奶，每天 2 次。（**注意**：现在几乎所有的酸奶里都是活性菌群。）
- 益生菌补充剂可以在药店购买到。

❽ 退热药

- 发热超过 39.0℃，可以服用对乙酰氨基酚（如泰诺林）。

- 另一种选择是布洛芬（如美林）。
- **注意**：39.0℃ 以下的发热对机体对抗感染很重要。
- 对于所有发热患者：保持充足的水分摄入，可以喝凉的液体。

❾ 尿布疹：预防

- 孩子每次大便后清洗孩子臀部，以防止严重的尿布疹。
- 为了保护皮肤，可以在肛周皮肤上涂抹软膏（如凡士林或宝宝护臀膏）。

❿ 返校

- 大便成形后可以返校。
- 不再发热。
- 大一点的孩子轻微腹泻，可以上学。
- 接受过如厕训练的孩子能够很好地控制排稀便方可返校。

⓫ 预期康复过程

- 病毒性腹泻会持续 5~14 天。
- 严重腹泻通常只出现在第 1 天或第 2 天。但是，稀便可持续 1~2 周。

⓬ 如果有以下情况，请联系医生

- 腹泻带血。
- 疑似脱水（如超过 8 小时无排尿、尿色深、口干、哭时无泪）。
- 腹泻持续 2 周以上。
- 孩子的情况变得更糟。
- 家长认为孩子需要看医生。

预防腹泻

❶ 所有国家适用的安全提示

- 洗手是防止感染传播的关键。
- 在进食、喂食或接触幼儿、烹饪前，请务必洗手。
- 接触呕吐物或粪便后，应洗手。
- 如厕或换尿布后洗手。帮助幼儿如厕后洗手。
- 食用家禽肉应煮熟，不要吃里面还是粉红色的鸡肉（**原因**：吃未煮熟的家禽肉在发达国家是导致腹泻的常见原因）。

❷ 发展中国家的额外安全提示

- 饮用瓶装水或开水，避免饮用自来水、食用冰块或调味冰。
- 吃煮熟的且仍温热的食物。
- 面包等干燥的食品通常是安全的。
- 避免吃沙拉和生蔬菜，避免吃不能去皮的水果。香蕉、橘子和苹果是安全的。削水果前要洗手。
- 避免吃所有未煮熟的肉类和鱼类。
- 避免从街头小贩那里购买食物和饮料（**原因**：这是旅行者腹泻的常见原因）。
- 尽量母乳喂养。如果不能，使用预混配方，如液态奶。如果需要自己准备，用瓶装水或开水冲调配方奶。
- 喂养婴儿：用清洁剂和流动的自来水清洗奶瓶、奶嘴、勺子和盘子。如果可以，在沸水中煮沸 5 分钟以消毒。
- 用瓶装水或凉开水刷牙。

❸ 如果有以下情况，请联系医生

- 家长有其他问题或担忧。

> 记住，如果孩子出现上述"联系医生"中的任一情况，请及时联系医生。

第 35 章
呕吐伴腹泻

定义

▶ 呕吐和腹泻同时发生。**例外：** 如果呕吐停止，请参见第 34 章 "腹泻"。

▶ 呕吐是指胃内容物经口强行排出体外。

▶ 每次呕吐前，通常会出现恶心、腹部不适等症状。

如果有以下情况，请参考其他章节

▶ 呕吐无腹泻，见第 36 章 "呕吐不伴腹泻"。

▶ 呕吐消失，腹泻是主要症状，见第 34 章 "腹泻"。

呕吐伴腹泻的可能原因

▶ **病毒性胃肠炎：** 病毒引起的胃肠道感染是最常见的原因。常见的病原体是轮状病毒，开始症状是呕吐，水样便腹泻通常出现在随后的 12~24 小时内。诺如病毒是食源性疾病暴发的主要原因，会暴发诺如病毒的场所有很多，如游轮。

▶ **食物中毒：** 表现为在吃了变质食物后的几个小时内迅速呕吐和腹泻。这是由食物滋生的细菌所产生的毒素引起的，如鸡蛋沙拉中的葡萄球菌毒素。

▶ **旅行者腹泻：** 由食物或饮料中的病菌引起。如果出现症状的同时伴有近期国外旅行史，应怀疑此病因。

▶ **细菌性胃肠道感染：** 腹泻可能由一些细菌引起。大多数细菌性腹泻会自行消失，少数细菌可导致严重的大肠感染（如志贺菌结肠炎）。

▶ **严重并发症：脱水。** 这是身体失去过多液体导致的健康问题。

呕吐严重程度分度

▶ **轻度：** 每天呕吐 1~2 次。

▶ **中度：** 每天呕吐 3~7 次。

▶ **重度：** 吃什么都吐，或者每天呕吐 8 次或以上。

▶ 呕吐严重程度与持续时间有关。一般呕吐性疾病最开始的 3~4 小时内，呕吐是很常见的，随后会慢慢稳定，呕吐次数逐渐减少，变成轻中度呕吐。

▶ 呕吐的主要风险是脱水，脱水意味着身体失去了过多的液体。

▶ 伴有呕吐的水样便腹泻是导致脱水的最大风险因素。

▶ 孩子越小，脱水的风险越大。

腹泻严重程度分度

▶ **轻度：** 每天 3~5 次水样便。

▶ **中度：** 每天 6~9 次水样便。

▶ **重度：** 每天 10 次或以上水样便。

▶ 腹泻的主要风险是脱水。

▶ 频繁的水样便会导致脱水。

▶ 糊状便通常不会导致脱水。

脱水：如何识别

▶ 脱水是指人体丢失了过多的液体，通常由呕吐或腹泻导致。脱水时体内丢失的水分超过体重的 3%。一般情况下，轻度腹泻、轻度呕吐或小幅度液体摄入不足是不会导致脱水的。

▶ 呕吐伴水样腹泻是脱水最常见的原因。

▶ 脱水须立即面诊医生。

▶ 脱水的表现如下。

- 尿量减少（超过 8 小时无尿），通常发生在脱水早期，或尿色加深，呈暗黄色。如果尿液颜色清亮，呈淡黄色，说明孩子没有脱水。
- 舌和口腔黏膜干燥，仅嘴唇干燥意义不大。
- 哭时眼泪减少或没有眼泪。
- 对婴儿来说，还会出现囟门凹陷。
- 毛细血管再充盈时间在 2 秒以上。**方法：** 把孩子的拇指指甲按压成白色的，指甲再变成粉红色的时间超过 2 秒。可以向医生请教如何做这个试验。
- 烦躁、疲惫或表现不佳。如果孩子活泼、开心、爱玩，那他没有脱水。
- 严重脱水的孩子会变得太虚弱而无法站立，试图站立时会头晕。

什么时候联系医生

如果有以下情况，请立即拨打"120"（孩子可能需要救护车）

▶ 孩子失去意识或很难被唤醒。

▶ 孩子无法活动或因太虚弱而无法站立。

▶ 家长认为孩子有危及生命的紧急情况。

如果有以下情况，请立即前往急诊

▶ 很难唤醒。

▶ 行为或言语混乱。

▶ 醒着的时候不爱活动。

▶ 呕血，不是鼻出血。

▶ 呕吐物中有胆汁（绿色）。**例外：**胃液是黄色的。

▶ 怀疑阑尾炎（右下腹疼痛，不能跑跳，想静静地躺着）。

▶ 怀疑中毒。

如果有以下情况，请立即联系医生（无论白天还是晚上）

▶ 怀疑脱水（如超过 8 小时无排尿、尿色深、口干、哭时无泪）。

▶ 大便中有血。

▶ 不呕吐时腹痛。**例外：**呕吐前腹痛或哭闹是很常见的。

▶ **年龄：**小于 12 周龄的孩子呕吐 2 次或以上（溢奶除外）。

▶ **年龄：**小于 12 月龄的孩子呕吐 3 次或以上，伴有水样便腹泻。

▶ 严重呕吐（呕吐所有东西）超过 8 小时，只能喝白开水。

▶ **免疫力低下**（如镰状细胞病、艾滋病、癌症、器官移植或口服类固醇）。

▶ 不能服用医生开具的处方药。

▶ 发热超过 40.0℃。

▶ **年龄：**小于 12 周龄的孩子伴有发热（**注意：**在就诊前不要给宝宝服用任何退热药）。

▶ 孩子看起来很不舒服。

▶ 家长认为孩子需要看医生，情况很紧急。

如果有以下情况，请在 24 小时内联系医生

▶ **年龄**：1 岁以内的孩子持续呕吐。

▶ 呕吐超过 24 小时。

▶ 发热持续 3 天以上。

▶ 家长认为孩子需要看医生，但情况不是很紧急。

如果有以下情况，请在工作时间联系医生

▶ 呕吐是一个长期且经常出现的问题。

▶ 家长有其他问题或担忧。

如果有以下情况，可以在家护理

▶ 轻度或中度呕吐伴腹泻。

照护建议

❶ 关于呕吐伴腹泻，家长应该知道的事情

■ 大多数呕吐是由病毒感染胃部引起的，有时也可能是由于轻微的食物中毒。

■ 呕吐是机体保护下消化道的一种方式。

■ 腹泻是体内排出病菌的方式。

■ 当呕吐和腹泻同时发生时，先处理呕吐症状，腹泻症状可以观察。

■ 呕吐的主要风险是脱水。脱水是指身体丢失了过多的液体。

❷ 配方奶粉喂养的婴儿：8 小时内给予口服补液盐

■ 如果只呕吐 1 次，继续配方奶粉喂养，每 1~2 小时喂养 1 次，每次给予平时喂养量的一半。

■ 如果宝宝呕吐不止 1 次，可以在 8 小时内给予口服补液盐。如果没有，可以继续喂养配方奶。

■ 口服补液盐是一种特殊的液体，可以帮助孩子保持水分。可以使用 Pedialyte 或其他品牌，药店可以买到。

■ 用勺子或注射器少量喂服。每 5 分钟 1 次，每次 1~2 茶匙（5~10 mL）。

■ 呕吐停止 4 小时以上，可以增加喂食量。

■ 呕吐停止 8 小时以上，可以恢复正常的配方奶粉喂养。

❸ 母乳喂养的婴儿：减少每次喂养量

■ 如果仅呕吐 1 次，每隔 1~2 小时喂养 1 次，每次喂养时间为日常喂养时间的一半。

■ 如果呕吐不止 1 次，每隔 30~60 分钟哺乳 5 分钟。停止呕吐 4 小时以上，可以恢复正常的母乳喂养。

■ 如果持续呕吐，先把母乳吸出来（母乳喂养的婴儿很少需要口服补液盐。如果呕吐严重，可以使用）。

■ 用勺子或注射器喂食少量吸出的母乳。每 5 分钟 1 次，每次 1~2 茶匙（5~10 mL）。

■ 停止呕吐 4 小时后，可以恢复正常的母乳喂养。刚开始时少量喂养，每次5 分钟，间隔 30 分钟喂 1 次。如果宝宝吃得少，慢慢地增加。

❹ 1 岁以上儿童：8 小时内给予少量口服补液盐

■ 呕吐伴水样腹泻需要给予口服补液盐。如果孩子拒绝饮用口服补液盐，可以使用半浓度的运动饮料（如佳得乐）。可以将佳得乐和水等比例混合。

■ 少量多次补充液体。每 5 分钟喂 1 次，每次 2~3 茶匙（10~15 mL）。大一点的孩子可以慢慢地喝口服补液盐。

■ 如果停止呕吐 4 小时以上，可以增加喂食量。

■ 如果停止呕吐 8 小时以上，可以恢复正常饮水。

■ 避免饮用果汁和软饮料，它们会加重腹泻。

❺ 暂时停止喂食固体食物

■ 如果孩子呕吐不止，暂停喂食所有固体食物和婴儿辅食。

■ 如果停止呕吐 8 小时以上，可以逐渐恢复喂食固体食物。

■ 从容易消化的淀粉类食物，如谷物、饼干和面包开始添加。

❻ 避免用药

■ 8 小时内暂停应用所有不必要的非处方药（**原因：**药物可能会加重呕吐）。

■ **发热：**轻度发热不需要任何药物治疗。高热可以使用对乙酰氨基酚栓剂（如FeverAll），这是一种可以放入直肠的药物。不要使用布洛芬，它会刺激胃部，加重呕吐。

■ 如果孩子连必要的药物都呕吐出来，请联系医生。

❼ 返校

■ 热退且不再呕吐后，孩子可以返回学校。

❽ 预期康复过程

■ 疾病初期的 3~4 个小时内，孩子可能会吐出所有的东西，之后呕吐次数慢慢减少。

■ 中度呕吐通常在 12~24 小时内停止。

■ 轻度呕吐伴腹泻可能会持续更长时间，可能断断续续持续 1 周左右。

❾ **如果有以下情况，请联系医生**

■ 严重呕吐（吃什么都吐），持续超过 8 小时。

■ 呕吐持续超过 24 小时。

■ 呕吐物中有血液或胆汁（绿色）。

■ 即使不呕吐时也会出现胃痛。

■ 疑似脱水（如超过 8 小时无排尿、尿色深、口干、哭时无泪）。

■ 腹泻加重。

■ 孩子的情况变得更糟。

■ 家长认为孩子需要看医生。

记住，如果孩子出现上述"联系医生"中的任一情况，请及时联系医生。

第 36 章
呕吐不伴腹泻

定义

▶ 呕吐是指胃内容物经口强行排出体外。

▶ 每次呕吐前通常会感到恶心、胃部不适。

如果有以下情况，请参考其他章节

▶ 如果出现呕吐和腹泻，请参见第 35 章 "呕吐伴腹泻"。

▶ 仅咳嗽时呕吐，参见第 26 章 "咳嗽"。

▶ 腹泻是主要症状，参见第 34 章 "腹泻"。

呕吐可能的原因

▶ **病毒性胃肠炎：** 病毒感染导致的胃肠炎。常见的病原是轮状病毒。初始症状为呕吐，通常腹泻出现在随后的 12~24 小时内。

▶ **食物中毒：** 表现为吃了变质食物后几小时内迅速出现呕吐症状，可能伴腹泻。这是由食物滋生的细菌所产生的毒素引起的，如鸡蛋沙拉中的葡萄球菌毒素。

▶ **布洛芬：** 布洛芬（如美林）可能会刺激胃黏膜，如果空腹服用，可能会引起呕吐。

▶ **食物过敏：** 呕吐可能是食物过敏反应的症状。吃完致敏食物后会很快出现呕吐症状。常见的致敏食物有花生、坚果、鱼和贝类。

▶ **咳嗽：** 剧烈咳嗽也会导致孩子呕吐，这在有胃食管反流的儿童中更常见。

▶ **晕车：** 呕吐和头晕可能是由运动引起的。晕船或晕车是最常见的类型，通常有较强的遗传性。

▶ **偏头痛：** 在儿童中，大多数偏头痛也会导致呕吐。

▶ **严重原因：** 单纯呕吐（无腹泻）通常会在 24 小时内停止。如果持续时间超过 24 小时，必须考虑严重的原因，例如阑尾炎、肾炎、糖尿病和头部外伤。对小婴儿来说，其中一个严重的原因是幽门狭窄。

▶ **周期性呕吐：** 周期性呕吐是呕吐反复发作的最常见原因。发作特点是呕吐突然出现、突然停止。周期性呕吐的儿童日后常发生偏头痛。

幽门狭窄（严重原因）

▶ 小婴儿呕吐的最常见原因。
▶ 发病年龄段为 2 周龄 ~2 月龄。
▶ 剧烈呕吐，喷射性呕吐。
▶ 典型特征是婴儿在呕吐后很快就又想进食（"饥饿的呕吐者"）。
▶ **原因：** 幽门是胃和肠道之间的通道，幽门狭窄患儿幽门通常狭窄而肥厚。
▶ **风险：** 体重减轻或脱水。
▶ **治疗：** 通过手术可以治愈。

呕吐严重程度分度

▶ **轻度：** 每天 1~2 次。
▶ **中度：** 每天 3~7 次。
▶ **重度：** 什么都吐，或者每天呕吐 8 次或以上。
▶ 严重程度与呕吐持续时间有关。在疾病初期的 3~4 个小时内，孩子可能会吐出所有的东西，随后慢慢稳定，呕吐次数逐渐减少，变为轻微呕吐。
▶ 呕吐的主要风险是脱水。脱水是指身体丢失了过多的液体。
▶ 孩子越小，脱水的风险越大。

脱水：如何识别

▶ 呕吐的主要风险是脱水。脱水是指身体丢失了过多的液体。
▶ 呕吐伴水样腹泻是脱水最常见的原因。
▶ 脱水须马上看医生。
▶ 如果出现以下任一症状，孩子可能存在脱水。
  ● 拒绝多饮水。
  ● 尿液呈深黄色，超过 8 小时未排尿。
  ● 口腔黏膜和舌非常干燥。
  ● 孩子哭时没有眼泪。
  ● 毛细血管再充盈时间在 2 秒以上。**方法：** 把孩子的拇指指甲按压成白色的，指甲再变成粉红色的时间超过 2 秒。可以向医生请教如何做这个试验。
- 严重脱水的孩子会变得太虚弱而无法站立，或者在试图站立时感到头晕。

什么时候联系医生

如果有以下情况，请立即拨打"120"（孩子可能需要救护车）

▶ 孩子失去意识或很难被唤醒。

▶ 孩子无法活动或因太虚弱而无法站立。

▶ 家长认为孩子有危及生命的紧急情况。

如果有以下情况，请立即前往急诊

▶ 很难唤醒。

▶ 行为或言语混乱。

▶ 清醒时不能活动。

▶ 颈强直（下颌不能触及胸部）。

▶ 呕血，而非鼻出血。

▶ 呕吐物中有胆汁（绿色）。**例外：**胃液是黄色的。

▶ 疑似阑尾炎（右下腹疼痛，无法跳跃，想静静地躺着）。

▶ 疑似中毒。

▶ 疑似误服物品（如硬币）。

如果有以下情况，请立即联系医生（无论白天还是晚上）

▶ 疑似脱水（如超过 8 小时无排尿、尿色深、口干、哭时无泪）。

▶ 不呕吐时腹痛（**例外：**呕吐前腹痛或哭闹是很常见的）。

▶ 严重头痛。

▶ 疑似糖尿病（多饮、多尿或体重减轻）。

▶ 疑似泌尿系统感染（腰痛、发热或排尿疼痛）。

▶ **年龄：**小于 12 周龄的孩子呕吐 2 次或以上（溢奶除外）。

▶ 补充液体后仍呕吐严重（呕吐所有东西），持续超过 8 小时。

▶ 高风险儿童（如患糖尿病以及腹部或头部受伤的孩子）。

▶ 免疫力低下（如镰状细胞病、艾滋病、癌症、器官移植或口服类固醇）。

▶ 连必要的处方药也呕吐。

▶ 发热超过 40.0℃。

▶ **年龄：** 小于 12 周龄的孩子伴有发热（**注意：** 在就诊前不要给宝宝服用任何退热药）。

▶ 孩子看起来很不舒服。

▶ 家长认为孩子需要看医生，情况很紧急。

如果有以下情况，请在 24 小时内联系医生

▶ **年龄：** 1 岁以内的孩子持续呕吐。

▶ 呕吐超过 24 小时。

▶ 发热持续 3 天以上。

▶ 退热 24 小时后再次发热。

▶ 家长认为孩子需要看医生，但情况并不紧急。

如果有以下情况，请在工作时间联系医生

▶ 呕吐是长期存在且经常出现的问题。

▶ 家长有其他问题或担忧。

如果有以下情况，可以在家护理

▶ 轻度或中度呕吐（最有可能是病毒性胃肠炎）。

照护建议

❶ **关于呕吐不伴腹泻，家长应该知道的事情**

 ■ 大多数呕吐是由肠道病毒感染引起的。有时轻微的食物中毒也会导致呕吐。

 ■ 呕吐是机体保护下消化道的一种方式。

 ■ 不要担心，腹部不适通常持续的时间很短。

 ■ 呕吐的主要风险是脱水。脱水是指身体丢失了过多的液体。

❷ 配方奶粉喂养的婴儿：8 小时内给予口服补液盐

■ 如果仅呕吐 1 次，继续配方奶粉喂养，每 1~2 小时 1 次，每次给予日常量的一半。

■ 如果呕吐不止 1 次，8 小时内给予口服补液盐。如果没有，可以继续喂食配方奶。

■ 口服补液盐是一种特殊的液体，可以帮助孩子保持水分。可以使用 Pedialyte 或其他品牌，药店可以买到。

■ 用勺子或注射器少量喂服。每 5 分钟 1 次，每次 1~2 茶匙（5~10 mL）。

■ 呕吐停止 4 小时以上，可以增加喂食量。

■ 呕吐停止 8 小时以上，可以恢复正常的配方奶粉喂养。

❸ 母乳喂养的婴儿：减少每次喂养量

■ 如果仅呕吐 1 次，每隔 1~2 小时喂养 1 次，每次喂养时间为日常喂养时间的一半。

■ 如果呕吐不止 1 次，每隔 30~60 分钟哺乳 5 分钟。停止呕吐 4 小时以上，可以恢复正常的母乳喂养。

■ 如果持续呕吐，先把母乳吸出来（母乳喂养的婴儿很少需要口服补液盐。如果呕吐严重，可以使用）。

■ 用勺子或注射器喂食少量吸出的母乳。每 5 分钟 1 次，每次 1~2 茶匙（5~10 mL）。

■ 停止呕吐 4 小时后，可以恢复正常的母乳喂养。刚开始时少量喂养，每次 5 分钟，间隔 30 分钟喂 1 次。如果宝宝吃得少，慢慢地增加。

❹ 1 岁以上儿童：8 小时内给予少量口服补液盐

■ 水或冰块最适合年龄较大的儿童（**原因：**水很容易吸收）。

■ 其他清液：使用半浓度的运动饮料（如佳得乐）。将运动饮料和水等比例混合。可以用同样的方法配置苹果汁。年龄较大的儿童通常不需要口服补液盐。冰棒对一些孩子很有用。

■ 少量多次补充液体。每 5 分钟喂 1 次，每次 2~3 茶匙（10~15 mL）。大一点的孩子可以慢慢地喝口服补液盐。

■ 如果停止呕吐 4 小时以上，增加喂食量。

■ 如果停止呕吐 8 小时以上，可以恢复正常饮水。

■ **注意：** 如果孩子呕吐超过 12 小时，请给予口服补液盐或半浓度运动饮料。

❺ 暂时停止喂食固体食物

■ 如果孩子呕吐不止，暂停喂食所有固体食物。

■ 如果停止呕吐 8 小时以上，可以逐渐恢复喂食固体食物。

■ 从容易消化的淀粉类食物，如谷物、饼干和面包开始添加。

❻ 避免用药

■ 8 小时内暂停应用所有不必要的非处方药（**原因：** 药物可能会加重呕吐）。

■ **发热：** 轻度发热不需要任何药物治疗。针对高热可以使用对乙酰氨基酚栓剂（如 FeverAll），这是一种可以放入直肠的药物。不要使用布洛芬，它会刺激胃部，加重呕吐。

■ 如果孩子连必要的药物都呕吐出来，请联系医生。

❼ 多睡觉休息

■ 帮助孩子睡好觉。

■ **原因：** 睡眠有助于清空胃，减轻想呕吐的感觉。

■ 如果孩子没有腹泻，只是觉得肚子不舒服，短时间内不吃不喝没有关系。

❽ 返校

■ 热退且不再呕吐后，孩子可以返回学校或幼儿园。

❾ 预期康复过程

■ 在疾病初期的 3~4 个小时内，孩子可能会吐出所有的东西，随后逐渐好转。

■ 病毒感染导致的呕吐通常在 12~24 小时内停止。

■ 轻度呕吐和恶心可能持续 3 天左右。

❿ 如果有以下情况，请联系医生

■ 呕吐清液超过 8 小时。

■ 呕吐持续超过 24 小时。

■ 呕吐物中有血液或胆汁（绿色）。

■ 即使不呕吐也会出现腹痛。

■ 疑似脱水（如超过 8 小时无排尿、尿色深、口干、哭时无泪）。

■ 孩子的情况变得更糟。

■ 家长认为孩子需要看医生。

　　记住，如果孩子出现上述"联系医生"中的任一情况，请及时联系医生。

第 9 部分

生殖与泌尿系统症状

第 37 章
排尿疼痛

定义

▶ 排尿时感到疼痛、灼烧或刺痛。

▶ 对于还不会表达的孩子，如果孩子排尿时哭闹，就要考虑排尿疼痛。

▶ 还可能出现排尿"不能等待"，被称为尿急。

▶ 排尿次数增多，被称为尿频。

▶ 疼痛不是由生殖器外伤引起的。

引起女孩排尿疼痛的原因

▶ **肥皂性外阴炎**：洗澡水中的沐浴露、洗发水或肥皂泡沫是女童患病的主要原因，会导致生殖器区域变红和疼痛，这被称为肥皂性外阴炎，它会导致小便时疼痛。使用涂有肥皂的毛巾也可能出现阴道瘙痒或发红。如果不改变洗澡习惯，可能会发展为膀胱感染。

▶ **膀胱或肾脏感染**（膀胱感染）：可发生于任何年龄段，可通过尿液标本检测明确诊断。

▶ **阴唇融合**（也称为阴唇粘连）：指阴唇或阴道皱襞粘在一起，阴道口看起来是封闭的。如果阴唇一半以上闭合可能会堆积肥皂水或粪便。主要症状是瘙痒，在排尿时也会出现疼痛。

引起男孩排尿疼痛的原因

▶ 所有排尿时出现疼痛的男孩都要进行尿液检查。有时男童的尿液检查结果可以是正常的。

▶ **尿道口炎**：阴茎开口处发红，可能有疼痛或结痂，排尿疼痛。它发生在接受包皮环切术的男孩身上，可能由任何刺激物，如肥皂泡沫引起。有时，开口会被细菌，比如链球菌感染。

▶ **包皮感染**：包皮下的感染，主要症状是包皮变红变嫩，可能有脓液从包皮口渗出，排尿疼痛。它发生在未接受包皮环切术的男孩身上。

▶ **膀胱或肾脏感染：**膀胱感染在任何年龄段都有可能出现，但在男孩中并不常见。

什么时候联系医生

如果有以下情况，请立即拨打"120"（孩子可能需要救护车）

▶ 孩子无法活动或虚弱不能站立。

▶ 家长认为孩子有危及生命的紧急情况。

如果有以下情况，请立即前往急诊

▶ 不能排尿或仅能排几滴尿。

如果有以下情况，请立即联系医生（无论白天还是晚上）

▶ 尿中带血。

▶ 排尿时有明显疼痛。

▶ 出现发热。

▶ 腹部、腰部或背部疼痛。

▶ 孩子看起来或表现得非常虚弱。

▶ 家长认为孩子应该面诊医生，情况紧急。

如果有以下情况，请在 24 小时内联系医生

▶ **所有的男孩：**排尿疼痛，但没有出现上述情况（**原因：**可能是膀胱感染）。

▶ **大部分女孩：**排尿疼痛，但没有出现上述情况（**原因：**可能是膀胱感染）。**例外：**使用肥皂洗澡，伴有瘙痒或轻度疼痛。

如果有以下情况，可以在家护理

▶ 女童，怀疑患肥皂性外阴炎。

照护建议

❶ 关于肥皂性外阴炎，家长应该知道的事情

- 在女童中，肥皂是引起排尿疼痛最常见的原因。
- 如果 24 小时仍无好转，需要完善尿液检查。

❷ 小苏打水洗澡：仅限于女童

- 浸泡 10 分钟，去除细菌，促进愈合。
- 在洗澡水中，添加 60 mL 的小苏打。
- **原因：** 对于女童，使用小苏打水比醋更好。
- 在浸泡期间，确保孩子的腿分开，让水能清洁到生殖器区域。
- 一天浸泡 2 次，连续浸泡 2 天。

❸ 避免使用肥皂：仅限于女童

- 在洗澡水中不要使用沐浴露、肥皂、洗发水，这会引起生殖器发红、疼痛或者瘙痒。这是女童排尿疼痛最常见的原因。
- 仅用温水清洗生殖器。
- 婴儿油可以用于去除身体干燥的分泌物。
- 青春期后，可以使用肥皂。

❹ 温水加醋浸泡：青春期后的女孩

- 浸泡 10 分钟，去除细菌及刺激物。
- 温水中加入 60 mL 醋。
- **原因：** 青春期后，加醋的水符合阴道正常的酸性环境。
- 浸泡期间，确保两腿分开（**原因：** 保证水可以清洗到生殖器区域）。
- 在面诊医生前，可重复使用加醋的温水浸泡，每天 1 次。

❺ 补充液体

- 多喝水。
- **原因：** 稀释尿液，使排尿时不再有刺痛感。

❻ 止痛药

- 排尿时疼痛，可以应用止痛药。
- 可以使用对乙酰氨基酚（如泰诺林）。
- 另一种选择是布洛芬（如美林）。
- 按需使用。

❼ 返校

- 即便孩子有膀胱感染，也不会传染给他人。
- 孩子不需要停课。

❽ 预期康复过程

- 如果使用肥皂是病因，疼痛应该会在 24 小时内消失。
- 瘙痒或皮肤发红可能持续 2 天。

❾ 如果有以下情况，请联系医生

- 排尿疼痛超过 24 小时无缓解。
- 出现发热。
- 孩子的状态变差。
- 家长认为孩子需要面诊医生。

> 记住，如果孩子出现上述"联系医生"中的任一情况，请及时联系医生。

第 38 章
外阴症状（女孩）

定义

▶ 年幼女孩（青春期前）出现的外阴症状。

▶ 阴道症状包括出现分泌物、出血和疼痛。

▶ 阴道症状包括瘙痒、排尿疼痛。

▶ 生殖器区域皮肤出现瘙痒、疼痛、发红或肿胀。

▶ 因使用肥皂导致的外阴瘙痒和刺激，是最常见的问题。

▶ 上述症状与外伤无关。

如果有以下情况，请参考其他章节

▶ 排尿疼痛或有烧灼感，见第 37 章"排尿疼痛"。

引起年幼女孩外阴症状的原因

▶ **肥皂性外阴炎**：阴唇是阴道的外部区域。使用肥皂可导致该区域发红、疼痛和瘙痒。泡泡浴是导致外阴瘙痒最常见的原因。

▶ **卫生条件差**：从来不冲洗外阴会导致瘙痒。大便遗留在阴唇上会产生刺激，可出现在腹泻或从后向前擦拭外阴的时候，也可能出现在那些漏便的儿童身上。沙子和泥土也可能导致上述症状。

▶ **真菌性外阴炎**：女性生殖器部位的真菌感染在青春期之前是罕见的。它可能发生于仍使用尿布的女童身上，也可能发生在服用抗生素一个疗程后或患有糖尿病的女孩身上。

▶ **阴唇融合（也称为阴唇粘连）**：指阴唇或阴道皱襞粘在一起，阴道口看起来是封闭的。阴唇闭合超过一半可能会堆积肥皂水或粪便，主要症状是瘙痒。

▶ **线虫**：有时成虫会进入阴道。线虫的分泌物有较强刺激性，会导致剧烈瘙痒。

▶ **阴道炎**：阴道炎是一种阴道细菌感染，主要症状是出现黄色分泌物。年幼女孩中最常见的病因是 A 组链球菌感染，该病原也可以导致严重咽痛。性传播感染在青春期之前很罕见。

► **阴道异物（物体）：** 年幼女孩可能会在阴道里放物体（比如珠子），这可能是其探索自己身体时的正常行为。它会导致阴道出现难闻的分泌物。如果物体是尖锐的，分泌物可能带血。

► **膀胱感染：** 这在年幼女孩中很常见，因为女孩的尿道很短。主要症状是排尿时有疼痛或烧灼感。

► **皮疹：** 大多数皮疹是由于接触某种刺激物引起的。刺激物通常来自脏手，比如上厕所前没有洗手。

► **严重原因：性虐待。** 有任何奇怪或难以解释的症状，需要怀疑此因素。

肥皂性外阴炎

► 使用肥皂是导致年幼女孩生殖器瘙痒的最常见原因，会导致该区域变红和疼痛，这被称为肥皂性或化学性外阴炎。

► 外阴对肥皂的干燥作用非常敏感。

► 洗泡泡浴时间过长是主要原因。

► 洗澡水中的洗发水或肥皂泡沫也会引起红肿和瘙痒。用涂有肥皂的毛巾清洗外生殖器也会引起上述症状。

► 对年幼女孩来说，生殖器内部只能用温水清洗，生殖器周围的皮肤可以用肥皂清洗。

► 肥皂性外阴炎只发生在青春期前的年幼女孩身上。乳房发育是进入青春期的第一个迹象。如果年幼女孩洗过泡泡浴，很容易诊断。

什么时候联系医生

如果有以下情况，请立即联系医生（无论白天还是晚上）

► 可能因为性虐待。

► 阴道流血。

► 严重的外生殖器疼痛。

► 孩子看上去或表现得很虚弱。

► 家长认为孩子应该面诊医生，情况比较紧急。

如果有以下情况，请在 24 小时内联系医生

▶ 阴道有分泌物。

▶ 出现发热。

▶ 排尿时有疼痛或烧灼感。

▶ 阴道疼痛。

▶ 怀疑阴道内有异物。

▶ 外生殖器区域疑似感染（比如广泛发红、流脓）。

▶ 家长认为孩子应该面诊医生，但情况不是十分紧急。

如果有以下情况，请在工作时间联系医生

▶ 青春期已经开始（**原因：** 肥皂性外阴炎已不是病因）。

▶ 在采用了本章的照护建议后，阴道瘙痒仍持续超过 3 天。

▶ 阴道瘙痒是经常出现的问题。

▶ 在采用了本章的照护建议后，生殖器区域皮肤轻度红疹仍持续超过 3 天。

▶ 家长有其他问题或担忧。

如果有以下情况，可以在家护理

▶ 家长认为肥皂性外阴炎是引起瘙痒的原因。

▶ 生殖器区域皮肤轻度红疹。

照护建议

肥皂性外阴炎：治疗

❶ 家长应该知道的事情

■ 对于年幼女孩，生殖器瘙痒最常见的原因是使用了肥皂（特别是洗泡泡浴）。阴唇区域对肥皂的干燥作用特别敏感。

■ 仅用温水清洗生殖器区域。

■ 青春期后，肥皂可以耐受。

❷ 小苏打水沐浴：仅限于年幼女孩

- 每次浸泡 10 分钟，去除细菌，促进愈合。
- 在洗澡水中，添加 60 mL 小苏打。
- **原因：** 对于年幼女童，使用小苏打水比醋更好。
- 在浸泡期间，确保孩子的腿分开，让水能清洁到生殖器区域。
- 一天浸泡 2 次，连续浸泡 2 天。

❸ 可应用含类固醇的软膏减轻瘙痒

- 在生殖器区域涂抹少量 1% 氢化可的松乳膏（如氢化可的松制剂）。
- 不需要处方。
- 浸泡 1~2 天后使用，使用时间不超过 2 天。

❹ 预防：不要使用肥皂

- 不要在洗澡水中使用沐浴露、肥皂和洗发水，这些会使生殖器区域变红、疼痛或瘙痒。
- 仅用温水清洗生殖器区域。
- 婴儿油可用于清除身体干燥的分泌物。
- 青春期以后，可以使用肥皂。

❺ 预期康复过程

- 如果怀疑是肥皂引起的症状，症状会在 3 天内消失。

❻ 如果有以下情况，请联系医生

- 采用本章的照护建议后，瘙痒持续超过 3 天。
- 阴道出现分泌物或流血。
- 出现排尿疼痛。
- 孩子的情况变差。
- 家长认为孩子需要面诊医生。

生殖器区域皮肤轻度皮疹：治疗

❶ 关于生殖器区域皮疹，家长应该知道的事情

- 皮疹可能是由皮肤刺激引起的，比如排尿时手触摸到生殖器区域。皮疹常常是由手上的刺激物引起的。
- 其他刺激物有植物（如常青树）和化学品（如驱虫剂）。玻璃纤维、宠物唾液，甚至食物也可能是刺激物。
- 轻度皮疹可以在家中治疗。

❷ 清洁

- 用肥皂清洗该区域，以去除任何刺激物。

❸ 可应用含类固醇的软膏减轻瘙痒

- 对于伴有瘙痒的皮疹，可应用 1% 氢化可的松乳膏（如氢化可的松制剂），不需要处方。
- 每天 2 次，应用数天。

❹ 可应用抗生素软膏预防感染

- 对于任何看起来被感染的割伤、糜烂或结痂处，可涂抹抗生素软膏，如多孢子素软膏，不需要处方。
- 每天 2 次，直到去看医生。

❺ 预期康复过程

- 由刺激物引发的少量皮疹，通常会在治疗后 3 天内消失。

❻ 预防皮疹

- 教孩子手脏时注意清洁双手。
- 在接触外阴区域时注意洗手。

❼ 如果有以下情况，请联系医生

- 皮疹蔓延或情况加重。
- 皮疹持续超过 3 天。
- 出现发热。

■ 孩子的状况变差。

■ 家长认为孩子需要面诊医生。

> **记住，如果孩子出现上述"联系医生"中的任一情况，请及时联系医生。**

第 39 章
外阴症状（男孩）

定义

▶ 青春期前，年幼男孩的生殖器（阴茎或阴囊）出现的症状。

▶ 阴茎的症状包括皮疹、疼痛、瘙痒和肿胀，可能有分泌物从阴茎口流出。

▶ 阴囊的症状包括睾丸的疼痛、肿胀、瘙痒和皮疹。

▶ 上述症状不是由外伤引起的。

如果有以下情况，请参考其他章节

▶ 如果出现排尿疼痛或有烧灼感，请参见第 37 章"排尿疼痛"。

引起阴茎或阴囊皮疹的原因

▶ 大多数阴茎或阴囊部位的皮疹是由皮肤刺激引起的。

▶ 在排尿时手与阴茎的接触是正常的。因此，皮疹多数由手上的刺激物所致。

▶ 刺激物可以是植物（杂草等）或化学品（如杀虫剂），以及玻璃纤维、宠物唾液甚至食物。

包皮回缩问题的类型

▶ **包茎**：用力回缩会导致包皮卡在龟头后面，龟头是阴茎的头部，这会导致剧烈疼痛和肿胀，属于医疗紧急情况。

▶ **出血**：如果用力回缩，可能会造成小切口，引起少量出血和疼痛。

▶ **包皮感染**：包皮下的感染，感染可能从用力回缩造成的伤口开始。主要症状是包皮发红、皮肤变软，脓液还可能从包皮开口处渗出，排尿时疼痛。

▶ **尿潴留（严重）**：尽管有尿意，但不能排尿或只是滴尿。

引起阴囊肿胀的原因

▶ **睾丸扭转（严重）：** 睾丸扭曲，血液供应中断。通常会很痛，需要在 6~12 小时内修复才能保住睾丸。

▶ 这就是为什么所有阴囊肿胀都被看作紧急情况。

▶ **鞘膜积液：** 通常是双侧的。鞘膜积液是指鞘膜腔内积聚的液体超过正常量而形成无痛的液体囊。可能出生时就存在且无害，会在 1 周岁左右自行消失。

▶ **腹股沟疝：** 指一段肠袢滑入阴囊。任何新出现又消失的包块就是疝块，所有的疝都需要手术来修复。大多数时间，修补术可以择期进行。如果疝块不能滑回腹部，则需要紧急手术。

▶ **睾丸炎：** 指睾丸的感染。通常很痛，主要由病毒感染，如流行性腮腺炎引起。

什么时候联系医生

如果有以下情况，请立即前往急诊

▶ 没有做过包皮环切术，包皮向后拉，卡在阴茎头上。

▶ 不能排尿或只能排几滴尿。

如果有以下情况，请立即联系医生（无论白天还是晚上）

▶ 阴囊出现疼痛或肿胀。

▶ 阴囊颜色改变，发青或发红。

▶ 疼痛剧烈。

▶ 包皮肿胀（不是包皮环切术后）。

▶ 排尿时有疼痛、烧灼感，伴发热。

▶ 包皮有红疹，发红，伴发热。

▶ 可能因为性虐待。

▶ 孩子看起来或表现得很虚弱。

▶ 家长认为孩子应该面诊医生，情况紧急。

如果有以下情况，请在 24 小时内联系医生

▶ 阴茎口可见脓性或血性分泌物。

▶ 包皮末端可见脓性分泌物（不是包皮环切术后）。

▶ 排尿时有疼痛或烧灼感，但不伴发热。

▶ 皮疹有痛感。

▶ 疑似感染（如流脓或泛红扩散），但不伴发热。

▶ 家长认为孩子需要面诊医生，但情况不是十分紧急。

如果有以下情况，请在工作时间联系医生

▶ 在采用了本章的照护建议后，皮疹或瘙痒持续超过 3 天。

▶ 出现小脓包或疖。

▶ 阴茎或阴囊的所有其他症状。**例外：** 轻度皮疹，3 天内好转。

▶ 家长有其他疑问或担忧。

如果有以下情况，可以在家护理

▶ 阴茎或阴囊的轻度皮疹或瘙痒，持续少于 3 天。

▶ 关于包皮污垢（白色物质）的问题。

▶ 关于年幼男孩阴茎勃起的问题。

照护建议

阴茎或阴囊轻度皮疹或瘙痒：治疗

❶ **关于生殖器皮疹，家长应该知道的事情**

■ 皮疹在夏天更常见。**原因：** 孩子经常在户外活动，接触植物和花粉的概率更大。昆虫叮咬，如蚊子或恙螨叮咬，也可引起皮疹。

■ 大多数情况下，少量皮疹可以在家中护理。

❷ **清洁**

■ 用肥皂清洗该区域，以去除任何刺激物。

❸ **可应用含类固醇的软膏减轻瘙痒**

■ 对于伴有瘙痒的皮疹，可应用 1% 氢化可的松乳膏（如氢化可的松制剂），

不需要处方。

■ 每天 2 次，持续数天。

❹ 预期康复过程

■ 由刺激物引起的轻度皮疹多数会在治疗后 1~3 天内消失。

■ 严重的肿胀和发红可能需要 1 周才能好转。

❺ 预防上述症状复发

■ 如果手脏，注意督促孩子洗手。

■ 在接触阴茎前注意洗手。

❻ 如果有以下情况，请联系医生

■ 皮疹蔓延或程度加重。

■ 皮疹持续超过 3 天。

■ 出现发热。

■ 孩子的状况变差。

■ 家长认为孩子需要面诊医生。

包皮污垢问题

❶ 包皮污垢：概况

■ 包皮污垢是指在包皮下发现的白色物质，它可以在包皮下堆积。如果包皮没有被拉回并定期清洁，就会发生这种情况。

■ 在包皮可以伸缩之前也可能出现污垢。它位于粘在阴茎头部的包皮下，无法被清除。

■ 包皮污垢是由脱落的皮肤细胞构成的。这些细胞从包皮和阴茎的内层脱落，被留在包皮下。

■ 包皮污垢是正常且无害的，这不是感染的迹象，男性一生中都会产生少量包皮污垢。

❷ 1 岁前的包皮污垢

■ 有时包皮污垢可以在包皮下看到，看起来像白色团块。

■ 如果污垢超出了包皮回缩的范围，就不需要管了。

■ 在包皮正常回缩使污垢自行暴露出来之前，可以先等待。

■ 在孩子 1 岁前不要试图使包皮回缩。

阴茎勃起问题

❶ 正常的勃起

■ 在任何年龄段，男性均可以出现阴茎勃起，这开始于新生儿期。

■ 这证明控制阴茎的神经已经开始工作了。

■ 对于年幼的男孩，可能是由膀胱过度充盈引起的。大多数情况下没有明确的原因。

■ 对于青少年，频繁的勃起开始于青春期。

■ 正常的勃起不会引起任何疼痛。

❷ 如果有以下情况，请联系医生

■ 勃起超过 1 小时。

■ 勃起引起疼痛。

> **记住，如果孩子出现上述"联系医生"中的任一情况，请及时联系医生。**

第 10 部分

臂部和腿部症状

第 40 章
上肢受伤

定义

▶ 上肢（从肩膀到手指的部位）受伤。

▶ 包括骨骼、肌肉、关节或韧带的损伤。

如果有以下情况，请参考其他章节

▶ 肌肉疼痛是因为辛苦劳作、锻炼或过量运动引起的，可见第 41 章"上肢疼痛"。

▶ 只有割伤、擦伤或挫伤，可见第 45 章"割伤、擦伤和挫伤（皮肤损伤）"。

上肢受伤类型

▶ **骨折：** 骨折指骨头受损。锁骨骨折是儿童时期最常见的骨折，比较容易被发现，因为锁骨容易被触摸到。同时，锁骨骨折时，孩子胳膊不能举起来。

▶ **关节脱位：** 当骨头从关节中脱出时，就会发生这种情况。肘关节脱位是儿童最常见的脱位类型，常发生在成年人突然用力拉扯或举起孩子的手臂时，主要见于 1~4 岁的儿童。这很容易被发现，孩子的手臂通常会在身体的侧面呈悬吊的姿势。孩子会哭，不愿意动胳膊。

▶ **扭伤：** 扭伤指韧带的拉伸和撕裂。

▶ **拉伤：** 拉伤是指肌肉的拉伸和撕裂（如肌肉拉伤）。

▶ **肌肉损伤：** 肌肉疼痛可以在没有受伤的情况下发生，如没有坠落或直接击打的情况。肌肉损伤是由艰苦的工作或运动过度（如肩膀酸痛）造成的。

▶ **肌肉挫伤：** 直接击打造成的肌肉挫伤。

▶ **骨头挫伤：** 直接击打造成的骨头挫伤。

▶ **皮肤损伤：** 例如割伤、擦伤、刮伤或挫伤。在上肢受伤时比较常见。

疼痛量表

▶ **轻度**：孩子感到疼痛并告知家长，但是疼痛不影响孩子参加任何正常的活动，上学、玩游戏和睡眠都不受影响。

▶ **中度**：疼痛使孩子无法进行一些正常的活动，孩子可能会在睡眠中痛醒。

▶ **重度**：疼痛非常严重，孩子无法进行任何正常的活动。

出血的急救方法

▶ 将纱布垫或干净的布放在伤口上。

▶ 用力按压正在流血的地方。

▶ 这被称为直接压迫止血法，是止血的最好方法。

▶ 持续按压，直到出血停止。

▶ 如果出血没有停止，换一个略微不同的部位继续按压。

怀疑肩部骨折或肩关节脱位时的急救方法

▶ 使用吊带支撑手臂，将一块三角形的布做成吊带。

▶ 或者至少让孩子用另一只手或枕头支撑受伤的手臂。

怀疑其他部位的上肢骨折或关节脱位时的急救方法

▶ 将臂、手或手腕放在硬夹板上，使其不要移动。可以使用小木板、对折的杂志或折叠起来的报纸。

▶ 在手臂或关节周围绑几条布条，防止夹板移动。

▶ 第二种选择是使用软夹板。用软夹板包裹手臂或关节，使其不要移动。可以用枕头、卷起的毯子或毛巾。使用胶带把软夹板固定住。

▶ 把孩子受伤的手臂用吊带吊起来。如果没有吊带，那就让孩子用另一只手支撑受伤的手臂。

什么时候联系医生

如果有以下情况，请立即拨打"120"（孩子可能需要救护车）

▶ 受伤严重伴多处骨折。

▶ 大量出血，无法止血。

▶ 骨头刺破皮肤。

▶ 家长认为孩子出现了危及生命的紧急情况。

如果有以下情况，请立即前往急诊

▶ 肩膀、肘部或手腕完全不能移动。

▶ 看起来像骨折（弯曲或变形）。

▶ 看起来像是关节脱位了。

▶ 需要缝很多针的又大又深的伤口。

如果有以下情况，请立即联系医生（无论白天还是晚上）

▶ 肩膀、肘部或手腕不能正常移动。

▶ 锁骨疼痛，无法将手臂举过头顶。

▶ 无法正常伸开手或握拳。

▶ 皮肤裂开或豁开，可能需要缝合。

▶ 手指关节割伤。

▶ **年龄：**1 岁以内的婴儿。

▶ 服用止痛药 2 小时后，剧烈疼痛没有缓解。

▶ 家长认为孩子受伤严重。

▶ 家长认为孩子需要面诊医生，情况十分紧迫。

如果有以下情况，请在 24 小时内联系医生

▶ 严重挫伤或肿胀。

▶ 3 天后疼痛没有好转。

▶ 家长认为孩子需要面诊医生，但情况并不紧迫。

如果有以下情况，请在工作时间联系医生

▶ 受伤限制了运动或学习。

▶ 伤口脏且 5 年以上未注射破伤风疫苗。

▶ 伤口干净但 10 年以上未注射破伤风疫苗。

▶ 疼痛持续超过 2 周。

▶ 家长有其他问题或担忧。

如果有以下情况，可以在家护理

▶ 直接击打造成的肌肉或骨头挫伤。

▶ 肌肉疼痛（轻微肌肉拉伤）。

▶ 关节周围疼痛（轻微韧带拉伤）。

照护建议

❶ 关于轻微上肢损伤，家长应该知道的事情

■ 在运动中，肌肉和骨骼会挫伤。

■ 肌肉受到牵拉。

❷ 止痛药

■ 为了缓解疼痛，可服用对乙酰氨基酚（如泰诺林）。

■ 另一种选择是布洛芬（如美林）。布洛芬对这种疼痛很有效。

■ 按需使用。

❸ 局部冷敷

■ 对于疼痛或肿胀，可使用冰袋冷敷，也可以用湿布包裹冰块替代。

■ 放在疼痛的肌肉上 20 分钟。

■ 第 1 天重复 4 次，之后根据需要进行。

■ **原因：**有助于缓解疼痛和止血。

■ **注意：**避免冻伤。

❹ 48 小时后局部热敷

■ 如果疼痛持续 2 天以上，可以在疼痛的肌肉上热敷。

■ 使用热敷包、加热垫或温热的湿毛巾。

■ 热敷 10 分钟，之后根据需要进行。

■ **原因：**增加血流量，改善治疗效果。

■ **注意：**避免烫伤。

❺ 让上肢休息

■ 尽可能让受伤的上肢休息 48 小时。

❻ 预期康复过程

■ 疼痛和肿胀常在 2~3 天达到顶峰。
■ 肿胀应在 7 天内消失。
■ 疼痛可能需要 2 周才能完全消失。

❼ 如果有以下情况，请联系医生

■ 疼痛加剧。
■ 疼痛 3 天后没有好转。
■ 疼痛持续 2 周以上。
■ 孩子的状况变得更糟。
■ 家长认为孩子需要面诊医生。

> 　　记住，如果孩子出现上述"联系医生"中的任一情况，请及时联系医生。

第 41 章
上肢疼痛

定义

▶ 上肢（从肩膀到手指）疼痛。

▶ 包括肩部、肘部、腕部和手指关节。

▶ 包括由辛苦劳作或运动（过度）导致的轻微肌肉拉伤。

▶ 疼痛不是由外伤引起的。

如果有以下情况，请参考其他章节

▶ 上肢疼痛是由上肢受伤引起的，参考第 40 章 "上肢受伤"。

引起上肢疼痛的病因

▶ **肌肉过度使用（肌肉拉伤）**：上肢疼痛常常由辛苦的劳作或过量运动所致，如长时间投掷运动或游泳，最常见于肩部疼痛。这种类型的疼痛可以持续超过 7 天。

▶ **肌肉痉挛**：持续 1~15 分钟的短暂疼痛，通常是由肌肉痉挛引起的。双手的肌肉痉挛在书写或打字过多之后可能会出现。

▶ **病毒感染**：轻微的肌肉疼痛也常见于很多病毒感染性疾病。

▶ **化脓性关节炎（严重）**：是一种关节腔的细菌感染，主要症状是发热和关节活动时剧烈疼痛，关节活动范围受限或不能活动（也叫 "冻结关节"）。

疼痛量表

▶ **轻度**：孩子感到疼痛并告知家长，但是疼痛不影响孩子参加任何正常的活动，上学、玩游戏和睡眠都不受影响。

▶ **中度**：疼痛使孩子无法进行一些正常的活动，孩子可能会在睡眠中痛醒。

▶ **重度**：疼痛非常严重，孩子无法进行所有的正常活动。

什么时候联系医生

如果有以下情况，请立即拨打"120"（孩子可能需要救护车）

▶ 孩子不能活动或因太虚弱而无法站立。

▶ 家长认为孩子有危及生命的紧急情况。

如果有以下情况，请立即联系医生（无论白天还是晚上）

▶ 不能正常使用上肢或双手。

▶ 不能正常活动肩膀、肘部或腕部。

▶ 关节肿胀。

▶ 肌无力（失去力量）。

▶ 麻木（失去感觉）超过 1 小时。

▶ 当上肢被触碰或移动时出现剧烈疼痛或哭闹。

▶ 孩子看起来或表现得很虚弱。

▶ 家长认为孩子需要面诊医生且情况十分紧急。

如果有以下情况，请在 24 小时内联系医生

▶ 出现发热。

▶ 皮肤发红发亮。

▶ 家长认为孩子需要面诊医生，但情况并不紧急。

如果有以下情况，请在工作时间联系医生

▶ 引起上肢疼痛的病因不明。

▶ 上肢疼痛持续超过 7 天。

▶ 上肢疼痛或肌肉痉挛是经常出现的问题。

▶ 家长有其他问题或担忧。

如果有以下情况，可以在家照护

▶ 运动过度导致的肌肉拉伤。

▶ 病因明确且无害（如挑出木刺或者最近接种过疫苗）。

照护建议

❶ 关于轻微疼痛，家长应该知道的事情

- 在过度运动后，上肢肌肉拉伤很常见。比如反复扔球。
- 平时不爱运动的人突然进行大量运动，会导致肌肉疼痛。

❷ 止痛药

- 为了减轻疼痛，可以使用对乙酰氨基酚（如泰诺林）。
- 其他选择包括布洛芬（如美林）。
- 按需使用。

❸ 局部冷敷

- 对于疼痛或肿胀，可以使用冰袋冷敷，也可以用湿布裹着冰块替代。
- 放在疼痛的肌肉上 20 分钟。
- 第 1 天重复 4 次，之后按需使用。
- **注意：**避免冻伤。

❹ 48 小时后局部热敷

- 如果疼痛持续超过 2 天，可以对疼痛的肌肉进行热敷。
- 可以使用热敷包、加热垫或温热的湿毛巾。
- 热敷 10 分钟，之后按需进行。
- **原因：**增加血流量，改善治疗效果。
- **注意：**避免烫伤。

❺ 预期康复过程

- 肌肉拉伤会持续 2~3 天。
- 疼痛通常在第 2 天达到顶峰。
- 严重过度运动后，疼痛可能会持续 1 周。

❻ 如果有以下情况，请联系医生

- 出现发热或关节肿胀。
- 由工作或运动引起的疼痛持续超过 7 天。

■ 疼痛加剧。

■ 家长认为孩子需要面诊医生。

> 记住，如果孩子出现上述"联系医生"中的任一情况，请及时联系医生。

第 42 章
下肢受伤

定义

► 下肢（从臀部到双足）受伤。

► 骨头、肌肉、关节、韧带的损伤。

如果有以下情况，请参考其他章节

► 过多的锻炼或劳作导致的肌肉疼痛，请参见第 43 章"下肢疼痛"。

► 仅有割伤、擦伤或挫伤，请参见第 45 章"割伤、擦伤和挫伤（皮肤损伤）"。

下肢受伤的类型

► **骨折：** 骨头断裂的医学名词。腿部最常见的骨折是胫骨骨折，胫骨是腿部下端最大的骨头。骨折的儿童无法承受身体重量或行走。

► **关节脱位：** 当骨头从关节中脱出时会发生脱位。腿部最常见的脱位是膝关节脱位（髌骨脱位）。

► **扭伤：** 扭伤指韧带的拉伤和撕裂。踝关节扭伤是腿部最常见的韧带损伤，通常是由向内翻转脚踝造成的，也称为"扭伤脚踝"，主要症状是踝部外侧疼痛和肿胀。

► **拉伤：** 指肌肉的拉伤和撕裂（拉伤肌肉）。

► **肌肉过度使用：** 肌肉疼痛可以在没有受伤（没有摔倒或直接撞击）时发生。过度运动或锻炼可使肌肉发生损伤。下肢的胫骨骨膜炎常常由跑步导致。

► **直接撞击引起的肌肉挫伤：** 股四头肌（大腿肌肉）内出血，非常疼痛。

► **直接撞击引起的骨挫伤（如在髋部）：** 叫作髋部撞击伤。

► **皮肤损伤：** 包括割伤、擦伤、刮伤和挫伤，这些在腿部损伤中比较常见。

疼痛量表

▶ **轻度：**孩子感到疼痛并告知家长，但是疼痛不影响孩子参加任何正常的活动，上学、玩游戏和睡眠都不受影响。

▶ **中度：**疼痛使孩子无法进行一些正常的活动，孩子可能会在睡眠中痛醒。

▶ **重度：**疼痛非常严重，孩子无法进行所有的正常活动。

出血的急救方法

▶ 在伤口上放上一块纱布垫或干净的布。

▶ 用力按压出血的区域。

▶ 这叫作直接压迫止血法，是止血最好的方法。

▶ 持续用力按压直到出血停止。

▶ 如果出血仍未停止，可以试着在略微不同的位置继续按压。

怀疑骨折或关节脱位时的急救方法

▶ 将腿或关节固定在硬夹板上，以防止移动。可以使用小木板、对折的杂志或折叠的报纸。

▶ 用几根布条将夹板系在腿或关节上，以防止夹板移动。

▶ 另一种选择是使用软夹板。将腿或关节用软夹板包裹起来，以防止移动。可以使用枕头、卷起的毯子或毛巾。使用胶带固定软夹板。

什么时候联系医生

如果有以下情况，请立即拨打"120"（孩子可能需要救护车）

▶ 无法止住的大量出血。

▶ 严重的多处骨折。

▶ 骨头穿破皮肤。

▶ 看起来像是关节脱位（髋关节、膝关节或踝关节脱位）。

▶ 家长认为孩子出现了危及生命的紧急情况。

如果有以下情况，请立即前往急诊

► 看起来像是骨折（弯曲或变形）。

► 无法站立或行走。

► 需要缝很多针的大而深的伤口。

如果有以下情况，请立即联系医生（无论白天还是晚上）

► 皮肤裂开或豁开，可能需要缝合。

► **年龄：** 1 岁以内的婴儿。

► 剧烈疼痛，服用止痛药 2 小时后未见好转。

► 无法正常活动髋部、膝盖或踝关节。

► 膝盖被撞击时感觉到"啪嗒"或"啪"的一声。

► 家长认为孩子受伤严重。

► 家长认为孩子需要面诊医生，且情况十分紧急。

如果有以下情况，请在 24 小时内联系医生

► 行走时跛行。

► 非常大的挫伤。

► 大面积肿胀。

► 疼痛在 3 天后没有缓解。

► 家长认为孩子需要面诊医生，但情况并不紧急。

如果有以下情况，请在工作时间联系医生

► 受伤影响运动或上学。

► 伤口脏且 5 年以上未接种破伤风疫苗。

► 伤口干净但 10 年以上未接种破伤风疫苗。

► 疼痛持续超过 2 周。

► 家长有其他问题或担忧。

如果有以下情况，可以在家护理

► 直接撞击造成的肌肉或骨头挫伤。

▶ 轻微拉伤引起的肌肉疼痛。

▶ 轻微韧带拉伤引起的关节疼痛。

照护建议

❶ 关于轻微的腿部受伤，家长应该知道的事情

■ 在运动过程中，肌肉和骨头可能会受到撞击。

■ 肌肉会被拉伸。

■ 这些损伤可在家中治疗。

❷ 肌肉拉伤、肌肉挫伤和骨头挫伤的治疗

■ **止痛药：** 为了缓解疼痛，可以服用对乙酰氨基酚（如泰诺林），另一种选择是布洛芬（如美林）。按需使用。布洛芬对这种类型的疼痛很有效。

■ **冷敷：** 冷敷可以缓解疼痛或肿胀，也可以使用湿布包裹的冰块替代冰袋。把它放在酸痛的肌肉上 20 分钟。第 1 天重复 4 次，之后根据需要进行（**原因：** 有助于缓解疼痛并止血，注意避免冻伤）。

■ **热敷：** 如果疼痛持续超过 2 天，可对疼痛的肌肉进行热敷。可以使用热敷包、加热垫或温热的湿毛巾。每次敷 10 分钟，需要时再敷（**注意：** 避免烫伤）。如果全身关节僵硬，可以用热水浴代替，在温水中活动疼痛的腿部肌肉。

■ **休息：** 在 48 小时内尽可能地让受伤的部位休息。

■ **拉伸：** 肌肉拉伤后，教导孩子进行肌肉拉伸和力量训练。

❸ 轻度扭伤（韧带拉伸）的踝关节或膝关节的治疗

■ **急救：** 应用冰袋以减轻出血、肿胀和疼痛等症状。用弹性绷带包扎。出血和肿胀越重，恢复所需时间就越长。

■ 在前 24~48 小时内使用 RICE 疗法（休息、冰敷、压迫和抬高）进行治疗。

■ 在前 48 小时内使用弹性绷带进行压迫。麻木、刺痛或疼痛加重意味着绷带太紧了。

■ **冷敷：** 对于疼痛或肿胀，可以用冰袋冷敷，也可以用湿布包裹冰块替代。将其放在踝关节或膝盖上 20 分钟。第 1 天重复 4 次，之后根据需要使用（**原**

因：有助于缓解疼痛和止血，注意避免冻伤）。

■ 为缓解疼痛，可以给予对乙酰氨基酚（如泰诺林），另一个选择是布洛芬（如美林）。按需使用。至少在初起的 48 小时内使用。

■ 在接下来的 24 小时内，保持受伤的踝关节或膝关节抬高和休息。

■ 24 小时后，可以进行任何不引起疼痛的活动。

❹ **预期康复过程**

■ 疼痛和肿胀通常在 2~3 天达到顶峰。

■ 大多数情况下，肿胀会在 7 天内消失。

■ 疼痛可能需要 2 周才能完全消失。

❺ **如果有以下情况，请联系医生**

■ 疼痛加剧。

■ 3 天后疼痛未缓解。

■ 疼痛持续超过 2 周。

■ 孩子病情恶化。

■ 家长认为孩子需要面诊医生。

　　记住，如果孩子出现上述"联系医生"中的任一情况，请及时联系医生。

第 43 章
下肢疼痛

定义

► 腿部（从髋部到足）疼痛。

► 包括髋、膝、踝、足和趾关节。

► 包括因肌肉过度使用而导致的轻微肌肉拉伤。

► 肌肉痉挛也包括在内。

► 不包括由受伤引起的疼痛。

如果有以下情况，请参考其他章节

► 受伤后出现的腿部疼痛，请参见第 42 章"下肢受伤"。

病因

► **主要病因：** 肌肉痉挛和肌肉过度使用（超负荷）导致大部分腿部疼痛。

► **肌肉痉挛：** 短暂的疼痛（1~15 分钟）通常是由肌肉痉挛引起的。足部或小腿肌肉特别容易在运动期间发生痉挛。足或腿部的痉挛也可能使孩子在睡眠中痛醒。在辛苦劳作或运动期间出现的肌肉痉挛称为热性痉挛，通常摄取额外的水分和盐分会有帮助。

► **肌肉过度使用（肌肉劳损）：** 持续的腿痛通常是由辛苦的劳作或运动，如过度奔跑或跳跃引起的。这种疼痛可能会持续数小时至 7 天。肌肉疼痛也可能是忘记了前一天的肌肉损伤而活动了导致的。

► **生长痛：** 健康儿童中约有 10 % 会经历无害的腿部疼痛，这通常被称为"生长痛"（尽管与生长无关）。生长痛通常发生在小腿或大腿肌肉上，两侧会同时发作，而非单侧。通常在晚间发作，很可能是由奔跑或剧烈运动引起的，一般持续 10~30 分钟。

► **低钙水平：** 低钙和低维生素 D 水平会导致轻度的骨痛，疼痛主要发生在腿和肋骨上。不喝牛奶的儿童有患病风险。

▶ **胫骨粗隆骨软骨病：**胫骨疼痛、肿胀和敏感。髌腱附着在该骨上。由过度跳跃或奔跑引起。高发于青少年时期，无害且会在 1~2 年内自行消失。

▶ **病毒感染：**在病毒感染时，特别是流行性感冒病毒感染时，两条腿的肌肉出现疼痛很常见。

▶ **严重的原因：**骨折、下肢深静脉血栓（下肢血凝块）。此外，神经炎（神经感染）或关节炎（关节感染）也可能是原因之一。

▶ **化脓性关节炎（严重）：**任何关节腔的细菌感染都属于医疗紧急情况，症状包括严重的关节疼痛、关节僵硬和高热。

▶ **中毒性髋关节滑膜炎：**该病无害。症状可能和化脓性髋关节炎类似。症状有跛行、中等疼痛，通常不伴发热。中毒性髋关节滑膜炎往往发生在跳跃过多的幼儿身上。

疼痛量表

▶ **轻度：**孩子感到疼痛并告知家长，但是疼痛不影响孩子参加任何正常的活动，上学、玩游戏和睡眠都不受影响。

▶ **中度：**疼痛使孩子无法进行一些正常的活动，孩子可能会在睡眠中痛醒。

▶ **重度：**疼痛非常严重，孩子无法进行所有的正常活动。

什么时候联系医生

如果有以下情况，请立即拨打"120"（孩子可能需要救护车）

▶ 无法移动或过于虚弱无法站立。

▶ 家长认为孩子有危及生命的紧急情况。

如果有以下情况，请立即前往急诊

▶ 无法站立或走路。

如果有以下情况，请立即联系医生（无论白天还是晚上）

▶ 发热且仅有一条腿疼痛。

▶ 髋关节、膝盖或脚踝无法正常活动。

▶ 关节肿胀。

▶ 一侧小腿疼痛持续超过 12 小时。

▶ 麻木（失去感觉）持续超过 1 小时。

▶ 当碰触或移动腿部时产生剧烈疼痛或哭闹。

▶ 孩子看起来或表现得非常虚弱。

▶ 家长认为孩子需要面诊医生，情况十分紧急。

如果有以下情况，请在 24 小时内联系医生

▶ 行走不正常（有跛行）。

▶ 发热且两条腿感到疼痛。

▶ 皮肤发红发亮。

▶ 家长认为孩子需要面诊医生，但不是十分紧急。

如果有以下情况，请在工作时间联系医生

▶ 腿痛的原因不明。

▶ 腿痛持续超过 7 天。

▶ 腿痛或肌肉痉挛是经常出现的问题。

▶ 家长有其他问题或担忧。

如果有以下情况，可以在家护理

▶ 小腿或足部肌肉痉挛。

▶ 肌肉过度使用（运动或工作）导致肌肉拉伤。

▶ 怀疑是生长痛。

▶ 原因明确且无害（例如，新鞋太紧或最近注射过疫苗）。

照护建议

❶ 关于腿部疼痛，家长应该知道的事情

■ 过度运动或激烈运动后，肌肉扭伤很常见，例如远足或跑步。

■ 平时不太运动，周末突然进行剧烈运动，会出现多部位肌肉疼痛。

❷ 肌肉痉挛的治疗方法

- 约有 ⅓ 的儿童会出现足部或小腿肌肉痉挛。
- **拉伸：** 在发作期间，将疼痛的肌肉向上拉伸，拉得尽量远以舒缓痉挛，也可以向与痉挛相反的方向进行拉伸。
- **冷敷：** 使用冰袋冷敷，也可以用湿布包裹冰块代替，在酸痛的肌肉上敷 20 分钟。
- **饮水：** 在炎热的天气里进行激烈运动，会导致热性痉挛。如果怀疑是热性痉挛，请让孩子多喝水。水或运动饮料都是不错的选择。同时坚持进行拉伸训练和冷敷。
- **预防：** 通过每天的足跟伸展锻炼可以预防肌肉痉挛。直立，膝盖伸直，然后向墙壁倾斜以伸展脚踝。晚上在床尾放置枕头，使足部有足够的活动空间。此外，确保孩子能够从饮食中摄取足够的钙。每天补充维生素 D_3 也可能有帮助。

❸ 肌肉过度使用导致的肌肉拉伤的治疗方法

- **止痛药：** 为缓解疼痛，可以给孩子使用对乙酰氨基酚（如泰诺林），另一种选择是布洛芬（如美林）。视需要使用。
- **冷敷：** 对于疼痛或肿胀，可以使用冰袋冷敷，也可以用湿布裹着冰块替代，将其敷在疼痛的肌肉上 20 分钟。第 1 天重复 4 次，以后视需要使用（**注意：** 避免冻伤）。
- **热敷：** 如果疼痛持续超过 2 天，可以对疼痛的肌肉进行热敷。可以使用热敷包、加热垫或温热的湿毛巾。每次敷 10 分钟，以后视需要使用（**注意：** 避免烫伤）。如果全身肌肉都很僵硬，可以使用热水浴代替，在温水中活动疼痛的腿部肌肉。

❹ 生长痛的治疗方法

- 大多数情况下，轻微且不会持续太久的疼痛，不需要治疗。
- **按摩：** 按摩疼痛的肌肉可以缓解疼痛。
- **止痛药：** 如果疼痛持续超过 30 分钟，可以给孩子使用止痛药，可以使用对乙酰氨基酚（如泰诺林）或布洛芬（如美林）。视需要使用。
- **预防：** 研究表明，每天进行拉伸训练可以预防大多数生长痛，要拉伸股四头肌、腘绳肌和小腿肌肉。

❺ 预期康复过程

■ 肌肉痉挛通常持续 5~30 分钟。

■ 痉挛后，肌肉迅速恢复正常状态。

■ 肌肉拉伤后会疼痛 3~7 天，通常在第 2 天疼痛达到顶峰。

■ 肌肉在严重过度使用后，疼痛可能会持续 1 周。

❻ 如果有以下情况，请立即联系医生

■ 经常发生肌肉痉挛。

■ 发热、跛行或关节肿胀。

■ 工作或运动引起的疼痛持续超过 7 天。

■ 孩子病情加重。

■ 家长认为孩子需要面诊医生。

> 记住，如果孩子出现上述"联系医生"中的任一情况，请及时联系医生。

第 11 部分

皮肤局部症状

第 44 章
皮肤局部不明原因的红肿或出疹

定义

▶ 身体局部出现红色或粉红色皮疹。

▶ 形态可能是小斑点、大点或红色块状。

▶ 包括皮肤受到刺激引起的红肿。

如果有以下情况，请参考其他章节

▶ 蚊子叮咬，见第 54 章。

引起局部皮肤红肿或出疹的原因

▶ **刺激物：** 仅在一个部位出现皮疹，通常是由皮肤直接接触刺激物引起的。

▶ **植物：** 许多植物会引起皮肤的异常反应，例如接触常青树汁液会导致皮肤红肿。

▶ **花粉：** 在草地上玩耍会导致裸露的皮肤上出现粉红色皮疹。

▶ **宠物唾液：** 有些人的皮肤会在被狗或猫舔过后出现皮疹。

▶ **食物：** 某些食物接触到儿童的皮肤也可能会导致皮疹。例如，一些婴儿在吃某些新鲜水果时，流出的唾液会使口周出现荨麻疹。

▶ **化学品：** 家中使用的许多化学物品可能对皮肤有刺激性。

▶ **昆虫叮咬：** 叮咬后局部皮肤的红肿是对昆虫唾液的一种正常反应，即使没有导致全身过敏，红肿的范围也可能很大。儿童经常会在毫无觉察的情况下被蚊子叮咬。

▶ **蜜蜂蜇伤：** 局部皮肤的红肿是对蜜蜂毒液的反应，即使没有导致全身过敏，红肿的范围也可能很大。

▶ **蜂窝织炎：** 这是一种细菌感染导致的皮肤病，主要症状是范围不断扩大的红肿，从皮肤某处（例如被虫子叮咬的伤口处）开始向周围扩散，触摸红肿处会感到疼痛。

如何判别是局部还是广泛性皮疹

▶ 局部皮疹是指皮疹仅出现在身体的一小部分，通常皮疹仅出现在身体的一侧，如一只脚上的皮疹（**例外**：运动员的皮疹可能会出现在双脚上，昆虫叮咬后的皮疹也可以较为分散）。

▶ 广泛性皮疹是指皮疹出现在身体较大的区域，例如两条腿或是整个背部。广泛性皮疹也可以出现在身体大部分的表面，一般呈对称性出现在身体的两侧。许多病毒感染引起的皮疹会出现在前胸、腹部或整个后背。

▶ 引起广泛性皮疹的原因通常是血液的播散。例如，由病毒、细菌、毒素、食物或药物过敏引起的皮疹。

▶ 引起局部皮疹的原因通常仅与皮肤接触有关。例如，因皮肤接触化学物质、过敏原、癣菌、细菌、刺激物或被昆虫叮咬而引起的皮疹。

▶ 区分是局部还是广泛性皮疹，是十分重要的。

接触性皮炎

▶ 接触性皮炎是一种常见的局部皮疹，对不会消失的小疹子来说尤其如此。接触性皮炎通常从凸起的小红斑开始，可以发展成水疱，就像接触毒葛引起的皮肤水疱一样，皮疹处会伴瘙痒。接触性皮炎是一种过敏性皮疹，皮疹出现的位置可能会提示相应的病因。

▶ **毒葛或毒橡树**：暴露部位常见于手部。

▶ **镍（金属）**：见于金属（如脖子上的项链、耳垂上的耳环、手指上的戒指、裤子上的金属卡扣、手腕上的手表或脸上的眼镜框）与皮肤接触的地方。

▶ **皮革鞣制剂**：见于接触鞋的脚面或接触皮手套的手。

▶ **防腐剂**：如面霜、乳液、化妆品、防晒霜或洗发水中的防腐剂。

▶ **新霉素**：如在抗生素药膏中添加的新霉素成分。

什么时候联系医生

如果有以下情况，请立即拨打"120"（孩子可能需要救护车）

▶ 孩子晕倒或身体虚弱无法站立。

▶ 家长认为孩子有危及生命的紧急情况。

如果有以下情况，请立即联系医生（无论白天还是晚上）

▶ 皮肤出现紫色或血红色斑点，但并不是由磕碰或摩擦等造成的。

▶ 孩子不满 1 月龄，且皮肤出现小水疱。

▶ 孩子看起来很不舒服。

▶ 家长认为孩子需要面诊医生，且情况紧急。

如果有以下情况，请在 24 小时内联系医生

▶ 皮肤出现鲜红色区域或红色条纹（但不是晒伤）。

▶ 皮疹部位非常疼痛。

▶ 发热。

▶ 皮疹部位瘙痒严重。

▶ 看起来像是感染性疮疖或其他感染性皮疹。

▶ 青少年生殖器上有皮疹。

▶ 疑为莱姆病（靶形皮疹，有蜱虫叮咬或接触史）。

▶ 家长认为孩子需要面诊医生，但情况并不紧急。

如果有以下情况，请在工作时间联系医生

▶ 皮肤出现不明原因的水疱（**例外：**接触毒葛导致的皮疹）。

▶ 脓疱（使用抗生素软膏直到去看医生）。

▶ 皮疹呈条纹或带状分布。

▶ 手指脱皮。

▶ 皮疹持续超过 7 天。

▶ 家长有其他问题或担忧。

如果有以下情况，可以在家护理

▶ 轻微局部皮疹或发红。

照护建议

❶ 关于局部皮疹，家长应该知道的事情

■ 大多数新出现的局部皮疹是由皮肤接触刺激物引起的。

❷ 避免接触刺激物

■ 尽量找到刺激物。

■ 可能的刺激物有植物（如常青树或杂草）、化学品（如化学溶剂或杀虫剂），此外还包括玻璃纤维或洗涤剂、新买的化妆品或珠宝。

■ 宠物也可能是携带刺激物的媒介。此外，孩子也可能对宠物唾液产生反应。

❸ 避免使用肥皂

■ 使用肥皂和清水清洗皮肤发红的地方，以去除任何可能残留的刺激物。

■ 之后就要避免使用肥皂（**原因：**肥皂会减缓愈合）。

■ 必要时可以用温水再次清洗该区域。

❹ 局部冷敷

■ 使用湿毛巾冷敷出疹部位 20 分钟。

■ 每 3~4 小时冷敷 1 次，这样有助于止痒和镇痛。

❺ 类固醇软膏

■ 如果瘙痒症状严重，可以将 1% 氢化可的松乳膏（非处方药）涂抹于皮疹处。

■ 每天涂抹 3 次。

■ **注意：**如果怀疑是皮癣，则不可使用。

❻ 避免抓挠

■ 告诉孩子不要抓挠。

■ 给孩子剪短指甲。

❼ 返校

■ 局部皮疹一般没有传染性，孩子可以正常上幼儿园或去学校。

❽ 预期康复过程

■ 此类皮疹大多在 2~3 天内消退。

❾ 如果有以下情况，请联系医生

■ 皮疹扩散或变得更严重。

■ 皮疹持续时间超过 1 周。

■ 孩子情况变得更差。

■ 家长认为孩子需要面诊医生。

> 记住，如果孩子出现上述"联系医生"中的任一情况，请及时联系医生。

第 45 章
割伤、擦伤和挫伤（皮肤损伤）

定义

▶ 身体表面任何部位皮肤的损伤。

▶ 包括割伤、划痕、擦伤、挫伤和肿胀。

如果有以下情况，请参考其他章节

▶ 动物或人类咬伤，请参阅第 52 章"动物或人类咬伤"。

▶ 刺伤或穿刺伤，请参阅第 46 章"锐器扎伤"。

▶ 皮肤中有碎片异物，请参阅第 47 章"皮肤异物扎入（扎刺）"。

▶ 伤口看起来感染了，请参阅第 48 章"伤口感染"。

皮肤损伤的类型

▶ **割伤、裂伤、砍伤或撕裂伤：**这些是由锐利物体造成的穿透皮肤到脂肪组织的伤口。

▶ **擦伤、磨伤、划伤和烫伤：**这些是表面伤口，不会穿透皮肤。擦伤常发生于膝盖、肘部和手掌。

▶ **挫伤：**这是血管损伤导致皮肤内出血所致的，多由钝器造成，可以在没有割伤或擦伤的情况下发生。

需要缝合（缝针）的切口

▶ 任何很长或裂开很宽的伤口都需要缝合。

▶ 长度超过 1.3 cm 的伤口通常需要缝合。

▶ 在面部，长度超过 6 mm 的割伤，通常需要缝针或用皮肤胶水来使伤口闭合。

▶ 对于所有可能需要缝合的开放性伤口，都应尽快就诊（理想情况下，应在 6 小时内），尽快处理和闭合伤口可以预防伤口感染。治疗开放性创伤没有明确最晚时间。

割伤还是擦伤

▶ 皮肤大约有 3 mm 厚。

▶ 割伤（裂口）通常会穿透皮肤。

▶ 刮伤或擦伤（大面积擦伤）一般不会穿透皮肤。

▶ 割伤的伤口在人活动或静止时会裂开，需要缝合来帮助伤口愈合，以免留下疤痕。

▶ 擦伤和刮伤无论伤口有多长都会自己愈合，不需要进行缝合。

止血的急救建议

▶ 立即用无菌纱布或干净的毛巾敷在伤口上。

▶ 用力按压正在出血的部位。

▶ 这也叫作直接压迫止血法，是止血的最佳方法。

▶ 继续保持按压直到出血停止。

▶ 如果出血没有停止，可以稍微改变按压的部位。

休克的急救措施

▶ 躺下，抬高双脚。

穿刺伤的急救措施

▶ 如果刺伤物仍然在身体里，不要移动或拔出它（**原因**：取出可能会增加出血风险）。

什么时候联系医生

如果有以下情况，请立即拨打"120"（孩子可能需要救护车）

▶ 无法止住的大出血。

▶ 胸部、腹部、头部或颈部深切伤（如刀伤）。

如果有以下情况，请立即前往急诊

▶ 压迫止血 10 分钟后出血仍未止住。

▶ 切口处能看到露出的骨头或肌腱。

▶ 需要多处缝合的范围大且深的伤口。

如果有以下情况，请立即联系医生（无论白天还是晚上）

▶ 皮肤裂开，可能需要缝合。

▶ 服用止痛药 2 小时后疼痛仍未明显缓解。

▶ 1 岁以内的孩子。

▶ 伤口被污染，清洗 15 分钟后，仍无法清除伤口里的脏东西。

▶ 严重擦伤导致皮肤损伤严重，伤口很深。

▶ 擦伤累及面积很大。

▶ 切口或擦伤处怀疑感染（红肿扩散或呈红色条纹状）。

▶ 有切口或擦伤，且过去没有接种过破伤风疫苗。

▶ 家长认为孩子伤得很重。

▶ 家长认为孩子需要面诊医生，情况紧急。

如果有以下情况，请在 24 小时内联系医生

▶ 轻微受伤后出现范围很大的挫伤。

▶ 孩子多处挫伤，且受伤原因不明。

▶ 家长认为孩子需要面诊医生，但情况不紧急。

如果有以下情况，请在工作时间联系医生

▶ 割伤伤口不干净，且 5 年内未接种过破伤风疫苗。

▶ 伤口清洁且 10 年内未接种过破伤风疫苗。

▶ 伤口在 10 天内仍未愈合。

▶ 家长有其他问题或担忧。

如果有以下情况，可以在家护理

▶ 轻微割伤、擦伤或瘀伤（轻微出血已停止）。

照护建议

❶ 针对轻微割伤、擦伤和刮伤的照护建议

- 直接按压伤口 10 分钟或直到出血停止。
- 用肥皂和水清洗伤口 5 分钟，并尝试用流动的水冲洗伤口。
- **注意：** 不要浸泡可能需要缝合的伤口（**原因：** 这样可能会使伤口变得更加肿胀而难以缝合）。
- 用毛巾轻轻擦去污垢。
- 在伤口处涂抹抗生素软膏（非处方药），然后用绷带（如创可贴）覆盖，每日更换 1 次。

❷ 用于小切口：液体皮肤绷带

- 液体皮肤绷带能在伤口部位形成一层塑料保护膜以密封伤口，持续 1 周左右。
- 液体皮肤绷带与其他绷带（如创可贴）相比具有多种优势：液体皮肤绷带只需涂抹 1 次；它能密封闭合伤口，可以促进伤口更快愈合并降低感染率；此外，它还是防水的。
- 适用于皮肤上的任何小伤口，例如倒刺、手指或脚趾上的割伤。
- 先清洗并擦干伤口，然后用自带的刷子或棉签在伤口处涂上液体皮肤绷带，不到 1 分钟液体皮肤绷带即可变干。
- 可以在附近的药店购买此产品，它是非处方药。

❸ 针对挫伤的照护建议

- 使用冰袋或将冰块包裹在湿毛巾中，敷在伤口上 20 分钟，这将有助于止血。
- 48 小时后，使用温热的湿毛巾继续热敷伤口，每天 3 次，每次 10 分钟，这样有助于促进淤血被吸收。

❹ 止痛药

- 根据需要，可以使用对乙酰氨基酚（如泰诺林）止痛。
- 也可以选择使用布洛芬（如美林）。

❺ 破伤风疫苗

- 割伤和其他开放性伤口可能需要重新接种破伤风疫苗。
- 可以根据疫苗接种登记本，查看孩子上次接种疫苗的时间。
- 对于污染的切口和擦伤：如果距离上次接种破伤风疫苗超过 5 年，则孩子需要接种加强针。
- 对于清洁的切口：如果距离上次接种破伤风疫苗超过 10 年，则孩子需要接种加强针。
- 尽量在 3 天或更短时间内，在工作时间带孩子去进行加强针的接种。

❻ 预期康复过程

- 小切口和擦伤大多不到 1 周即可愈合。

❼ 如果有以下情况，请联系医生

- 按压止血后出血仍未停止。
- 伤口出现可疑感染（如化脓、发红）。
- 伤口在 10 天内仍未愈合。
- 孩子病情变得更严重了。
- 家长认为孩子需要面诊医生。

　　记住，如果孩子出现上述"联系医生"中的任一情况，请及时联系医生。

第46章
锐器扎伤

定义

▶ 皮肤被尖锐、细长的物体扎伤。

如果有以下情况，请参考其他章节

▶ 动物所致的伤害，请参阅第 52 章"动物或人类咬伤"。

▶ 伤口可疑感染，请参阅第 48 章"伤口感染"。

▶ 皮肤被割伤或擦伤（未穿刺），请参阅第 45 章"割伤、擦伤和挫伤（皮肤损伤）"。

▶ 异物（碎片等）扎进皮肤，请参阅第 47 章"皮肤异物扎入（扎刺）"。

穿刺伤的原因

▶ **金属：** 钉子、缝纫针、别针或图钉。

▶ **铅笔：** 铅笔芯实际上是石墨（无害），不是有毒的铅。即使是彩色铅笔，也没有毒。

▶ **木头：** 如牙签。

穿刺伤的并发症

▶ **异物（物体）残留在体内：** 如果锋利物体的一部分断裂在皮肤中，疼痛症状将持续存在，直到异物被取出。

▶ **伤口感染：** 约 4% 的足部穿刺伤会发生感染，主要症状是在受伤后 2~3 天红肿扩散。

▶ **骨髓感染：** 如果锋利物体伤及骨骼，则骨骼也可能会发生感染，其中脚掌穿刺伤风险最大。主要症状是受伤后 2 周持续肿胀和疼痛加剧。

什么时候联系医生

如果有以下情况，请立即拨打"120"（孩子可能需要救护车）

▶ 头部、颈部、胸部或腹部深刺伤。

▶ 家长认为孩子有危及生命的紧急情况。

如果有以下情况，请立即前往急诊

▶ 直接按压伤口 10 分钟后出血仍未停止。

▶ 头部、颈部、胸部或腹部的穿刺伤，伤口可能比较深。

▶ 锐器尖端折断在身体内。

如果有以下情况，请立即联系医生（无论白天还是晚上）

▶ 关节部位被刺伤。

▶ 伤口可能有异物残留。

▶ 脚被刺伤，孩子无法站立（用力或行走）。

▶ 被使用过的针头或注射器针头刺伤。

▶ 锐器本身或周围环境卫生较差（如游乐场或脏水池）。

▶ 未接种过破伤风疫苗。

▶ 伤口清洗 15 分钟后仍有污物残留。

▶ 服用止痛药 2 小时后疼痛未缓解。

▶ 伤口有感染迹象（红肿扩散或出现红色条纹）。

▶ 发热。

▶ 家长认为孩子伤得很重。

▶ 家长认为孩子需要面诊医生，情况紧急。

如果有以下情况，请在 24 小时内联系医生

▶ 距离孩子上次接种破伤风疫苗已超过 5 年。

▶ 家长认为孩子需要面诊医生，但情况尚不紧急。

如果有以下情况，请在工作时间联系医生

▶ 家长有其他问题或担忧。

如果有以下情况，可以在家护理

▶ 症状轻微的穿刺伤。

照护建议

❶ 关于穿刺伤，家长应该知道的事情

■ 大多数穿刺伤不需要去医院就诊。

❷ 清洗伤口

■ 首先用肥皂和水清洗手、脚和其他受伤的皮肤处。

■ 然后将穿刺伤口浸泡在温肥皂水中 15 分钟。

■ 如果有污物粘在伤口上，可以用毛巾轻轻来回擦洗伤口以清除污物。

■ 不用为伤口又出一点血而担心，因为这样有助于清除伤口的细菌。

❸ 抗生素软膏

■ 伤口处可以涂抹抗生素软膏（如多孢子素软膏），该药为非处方药。

■ 然后贴创可贴覆盖，这有助于降低感染风险。

■ 每 12 小时重新清洁伤口并涂抹抗生素软膏。

■ 持续 2 天。

❹ 止痛药

■ 为了缓解疼痛，可服用对乙酰氨基酚（如泰诺林）。

■ 或者服用布洛芬（如美林）。

■ 可根据实际需要酌情使用。

❺ 预期康复过程

■ 穿刺伤伤口一般会在 1~2 小时内闭合。

■ 疼痛感会在 2 天内消失。

❻ 如果有以下情况，请联系医生

■ 伤口擦洗 15 分钟后仍然无法清除其中的污物。

■ 疼痛加重。

■ 伤口有感染迹象（红肿、出现红色条纹、化脓或发热）。

■ 孩子病情恶化。

■ 家长认为孩子需要面诊医生。

> 　　记住，如果孩子出现上述"联系医生"中的任一情况，请及时联系医生。

第 47 章
皮肤异物扎入（扎刺）

定义

▶ 异物扎入皮肤。
▶ 这些异物可能是木刺、鱼钩、玻璃碎片或针等。

皮肤异物扎入的症状

▶ **疼痛：** 如果小刺，如一些植物的小刺仅扎到皮肤表层，则不会引起明显疼痛。如果扎得深的话，按压时则会感到疼痛。扎进足部的异物会使人在站立或行走时感到明显疼痛。
▶ **异物感：** 年龄大一点的孩子可能会说皮肤中有异物感（"我感觉皮肤里有东西"）。

可能刺入皮肤的异物类型

▶ **木质（天然）异物：** 如小木刺、仙人掌刺、荆棘或牙签。如果未能及时清除，这些物体会引起不适感并造成感染。
▶ **金属异物：** 钉子、缝纫针、别针或图钉。
▶ **玻璃纤维的尖端。**
▶ **鱼钩：** 有的鱼钩有倒刺，非常难拔出。
▶ **玻璃碎片。**
▶ **铅笔芯（石墨，不是铅）。**
▶ **塑料类异物。**

什么时候联系医生

如果有以下情况，请立即前往急诊

▶ 异物刺入很深（如刺入足部的针或牙签）。

如果有以下情况，请立即联系医生（无论白天还是晚上）

▶ 异物上有倒刺（如鱼钩）。

▶ 异物导致剧烈疼痛。

▶ 希望医生帮助取出异物。

▶ 家长尝试过但仍无法取出异物。

▶ 伤口有感染迹象（红肿扩散）。

▶ 发热。

▶ 家长认为孩子伤得很重。

▶ 家长认为孩子需要面诊医生，且情况紧急。

如果有以下情况，请在 24 小时内联系医生

▶ 异物深入皮肤，且距离最后一次接种破伤风疫苗超过 5 年。

▶ 家长认为孩子需要面诊医生，但情况尚不紧急。

如果有以下情况，请在工作时间联系医生

▶ 家长有其他问题或担忧。

如果有以下情况，可以在家护理

▶ 异物非常细小，刺入很浅，没有引起疼痛且不需要清除。

▶ 可以拔出的细小的仙人掌刺、植物尖端或玻璃纤维碎片。

▶ 家长认为可以在家中自行清除的小碎片、小刺。

照护建议

❶ 碎片细小，伤口无痛

■ 靠近皮肤表面的细小、不会引起疼痛的小刺无须清除。

■ 它们会随着皮肤正常生长而慢慢脱落。

■ 有时皮肤会通过包裹异物形成一个小脓疱最终将其排出。也可以用一根干净、消过毒的针挑开小脓疱，小碎片会随着脓液流出体外。

❷ 细小、引起疼痛的植物荆棘

- 仙人掌刺、大荨麻刺一般较难取出，玻璃纤维碎片通常也难以取出（**原因**：它们质地很脆，用镊子时稍一用力，它们就会折断）。
- **使用胶带**：先将胶带轻贴在皮肤表面，试着粘出异物。可以使用包装胶带、管道胶带或其他黏性胶带。
- **使用脱毛蜡**：如果胶带不起作用，还可以试试脱毛蜡。在患处涂一层脱毛蜡，等待 5 分钟使其自然晾干，也可以用吹风机加速其晾干。然后将脱毛蜡连同小刺一起剥离下来。大部分异物会被带出，剩余的异物会随着皮肤正常生长而自行排出。

❸ 针和镊子

- 对于较大的碎片或尖刺，可以试试针和镊子。
- 先检查镊子，确保其尖端（拾取器）完全对齐。如果不齐，可以进行弯曲调整。使用前须用酒精进行消毒。
- 在尝试取异物前，先用酒精消毒患处的皮肤。如果没有酒精，也可以使用肥皂水清洗（**注意**：如果异物是木头，则不要浸泡伤口。**原因**：木头遇水膨胀，会更难拔出）。
- 用针挑开皮肤，暴露异物末端。最好在光线好的地方操作，也可借助放大镜。
- 然后用镊子紧紧夹住异物末端，保持与刺入时一致的角度拔出异物。对垂直刺入或刺入指甲下的异物来说，很重要的一点就是第一次就要紧紧夹住。
- 对于刺入指甲下的刺，有时需要剪掉部分指甲，让小刺的末端充分暴露，以便操作。
- 较浅、水平刺入的小刺（如果可以完整看到），通常可以在家中操作取出。如果不小心夹断了，可以用消过毒的针沿着小刺挑开皮肤并取出。

❹ 抗生素软膏

- 取皮肤异物前后用肥皂和水清洗该区域。
- 取出异物后涂抹抗生素软膏（非处方药），这样可以降低感染风险。

❺ 如果有以下情况，请联系医生

- 无法自行清除异物。

■ 异物已经取出，但疼痛加剧。

■ 伤口有感染的迹象。

■ 孩子病情恶化。

■ 家长认为孩子需要面诊医生。

> 记住，如果孩子出现上述"联系医生"中的任一情况，请及时联系医生。

第 48 章
伤口感染

定义

▶ 伤口感染的迹象包括流脓、红肿扩散、疼痛、肿胀加剧或发热。

▶ 皮肤破裂处（伤口）出现感染的迹象。

▶ 包括切口、擦伤、缝合伤口、穿刺伤和动物咬伤等伤口的感染。

▶ 被污染的伤口大多在 24~72 小时后发生感染。

伤口感染的症状

▶ **脓液：** 脓液或混浊液体从伤口流出。

▶ **脓疱：** 在伤口上形成了一个脓疱或黄色的硬壳。

▶ **软痂：** 软痂的范围扩大了。

▶ **皮肤发红：** 伤口周围的皮肤发红的范围增大。

▶ **红色条纹：** 出现从伤口向心脏方向蔓延的红色条纹。

▶ **疼痛加剧：** 伤口有触痛。

▶ **肿胀加重：** 在受伤 48 小时后，伤口处疼痛或肿胀加重。

▶ **肿大的淋巴结：** 该部位皮肤周围的淋巴结可能肿大并伴有触痛。

▶ **发热：** 出现发热。

▶ 伤口在受伤 10 天后仍未愈合。

什么时候联系医生

如果有以下情况，请立即拨打 "120"（孩子可能需要救护车）

▶ 孩子无法活动或身体虚弱以致无法站立。

▶ 家长认为孩子有危及生命的紧急情况。

如果有以下情况，请立即联系医生（无论白天还是晚上）

▶ 发热。

▶ 伤口处出现红色条纹。

▶ 伤口周围皮肤红肿扩散。

▶ 伤口剧烈疼痛。

▶ 面部伤口有感染迹象。

▶ 没有接种过破伤风疫苗。

▶ 孩子看起来很不舒服。

▶ 家长认为孩子需要面诊医生，且情况紧急。

如果有以下情况，请在 24 小时内联系医生

▶ 伤口有脓液或混浊分泌物。

▶ 伤口在 2 天后变得更加疼痛。

▶ 5 年内没有接种过破伤风疫苗。

▶ 家长认为孩子需要面诊医生，但情况尚不紧急。

如果有以下情况，请在工作时间联系医生

▶ 缝合线穿过皮肤处有小脓疱。

▶ 家长有其他问题或担忧。

如果有以下情况，可以在家中护理

▶ 伤口轻微发红。

照护建议

❶ 关于皮肤正常愈合，家长应该知道的事情

■ 伤口边缘的皮肤呈粉色或红色是正常的现象。

■ 在缝合过的伤口处，这种情况很常见。

■ 伤口处轻微肿胀几天也是正常现象。

■ 除非红肿扩散或疼痛加剧，否则伤口并未感染。

■ 大多数被污染的伤口在 24~72 小时后会发生感染。

❷ 温水浸泡或热敷

■ 对于任何出现发红或早期感染迹象的伤口，都可以进行热敷。

■ **开放性切口或擦伤：** 可将伤口直接浸泡在温水中，或将热毛巾敷在伤口上，每天 3 次，每次 10 分钟。可以自己制作用于浸泡的温盐水溶液（1 L 温水中加入 10 mL 食盐）。

■ **闭合或已缝合的伤口：** 可以使用加热垫或温湿的毛巾热敷伤口，每天 3 次，每次 10 分钟。

■ **已缝合伤口的注意事项：** 在缝合后最初的 24 小时内，不要对伤口进行湿敷；24 小时后，可以快速淋浴；直到拆线前，都不要浸泡缝合的伤口。

❸ 抗生素软膏

■ 伤口处可以使用抗生素软膏。

■ 属于非处方药。

■ 每天涂抹 3 次。

■ 如果该区域容易污染，可以用绷带或创可贴覆盖。

❹ 止痛药

■ 为了缓解疼痛，可以使用对乙酰氨基酚（如泰诺林）。

■ 或者使用布洛芬（如美林）。

■ 根据需要酌情使用。

❺ 退热药

■ 发热高于 39.0℃，可使用对乙酰氨基酚（如泰诺林）。

■ 也可以使用布洛芬（如美林）。

■ **注意：** 低于 39.0℃ 的发热对机体抵抗感染很重要。

■ 对于所有发热患者：需要补充充足的水分。

❻ 预期康复过程

■ 疼痛和肿胀通常在第 2 天达到顶峰。

■ 任何红肿都应在第 4 天好转。

■伤口应在 10 天内愈合。

❼ 返校

■伤口感染的孩子在退热后即可返回学校上学，同时还应口服抗生素 24 小时。
■仅伤口周围轻微发红的孩子并不需要请假居家。

❽ 如果有以下情况，请联系医生

■伤口变得更加疼痛。
■红肿范围开始扩大。
■出现脓液或发热。
■孩子病情恶化。
■家长认为孩子需要看医生。

　　记住，如果孩子出现上述"联系医生"中的任一情况，请及时联系医生。

第 12 部分
广泛性皮肤症状

第 49 章
不明原因的广泛性皮疹或发红

定义

► 遍布全身或身体大部分（广泛性）的红色或粉色皮疹。

► 皮疹有时仅出现在手、足和臀部，通常身体两侧对称分布。

► 皮疹形态多样，从小斑点到红斑都有可能出现。

如果有以下情况，请参考其他章节

► 荨麻疹，尤其是风团样凸起合并瘙痒，请参阅第 50 章 "荨麻疹"。

► 晒伤，请参阅第 51 章 "晒伤"。

► 接种麻疹疫苗后的皮疹（指接种麻疹疫苗后 7~10 天内出现的小红疹），请参阅第 57 章 "疫苗接种反应"。

广泛性皮疹或发红的原因

► **病毒疹**：多见于病毒感染性疾病。病毒疹通常为粉红色的小斑点，可能会出现在胸部、腹部和背部的两侧。患病的孩子可能伴有发热、腹泻或感冒症状。皮疹一般会持续 2~3 天，多见于夏季。

► **风疹**：这是孩子 3 岁前最常见的病毒疹类型。

► **水痘**：一种独特的病毒疹，皮疹多从小红斑开始，逐渐发展为小水疱或脓疱，水疱破裂变成开放性疮口，最后结痂。水痘疫苗的广泛应用使得水痘变得并不常见。

► **手足口病**：大多数患儿的手掌和足底会出现小斑点或水疱。此外，在舌头和口腔两侧也常会出现多发小溃疡。该病由柯萨奇病毒感染所致，通常见于 1~5 岁的儿童。

► **猩红热**：猩红热是一种由链球菌感染引起的全身性斑点性红色皮疹，皮疹具有粗糙的砂纸质感。皮疹通常由胸部开始迅速向下扩散至躯干。与无皮疹的链球菌性咽炎相比，其程度较轻。

► **药物疹：** 大多数服用抗生素后出现的皮疹为病毒疹，仅有约 10% 被证实为药物过敏所致的药物疹。

► **荨麻疹：** 皮疹形态多为隆起的粉红色凸起，中心苍白。荨麻疹类似蚊虫叮咬后的皮疹，其特征为皮肤出现风团样凸起并伴有瘙痒。大多数荨麻疹是由感染性因素引发的，也可能是过敏反应所致。

► **痱子：** 因温度过高而引起的良性粉红色小皮疹，主要出现在颈部、胸部和上背部。

► **昆虫叮咬：** 昆虫叮咬会导致皮肤出现红色小凸起，飞行昆虫可以在裸露的皮肤上造成很多的小凸起，而非飞行昆虫则会引起局部肿块。

► **热浴缸皮疹：** 皮疹呈小而红的凸起，有疼痛感并伴有瘙痒，主要出现在被泳衣覆盖的皮肤处。在泡澡后 12~48 小时开始出现皮疹，主要是由浴缸中细菌过度滋生引起的。

► **瘀点（情况严重）：** 瘀点是由血液渗入皮肤而形成的紫色或深红色出血点。瘀点合并发热时须警惕脑膜炎球菌败血症，这是一种危及生命的严重细菌性血液感染，高发年龄段为 3~6 月龄。与大多数粉红色皮疹不同，瘀点按压时不会褪色。

► **紫癜（情况严重）：** 紫癜是由皮肤出血所致，表现为紫色或深红色的较大斑点。广泛的皮肤紫癜是一种紧急情况，因为它可能由细菌感染引起，如落基山斑疹热。

► **水疱（情况严重）：** 皮肤出现广泛的水疱也是病情严重的征象，它可能由感染或药物引起，如史 – 约综合征。

► **注意：** 所有伴随发热的广泛性皮疹患者都需要去医院找医生明确诊断（**原因：** 一些严重感染性疾病可引起该类型皮疹）。

药物和皮疹

► 服用处方药可能会导致广泛性皮疹，其中有些是过敏所致，但大多数并不是。

► 非处方药物很少引起皮疹。

► 在服用非处方药后出现的皮疹大多数是病毒疹。

► 退热药（对乙酰氨基酚和布洛芬）是被误解最多的药物（**原因：** 大多数病毒疹都会伴随发热出现，而当皮疹出现时，孩子正好在服用退热药）。

► 药物性皮疹无法通过电话明确诊断，需要联系并咨询医生寻求建议。

幼儿急疹：经典皮疹

▶ 大多数 6 月龄 ~3 岁的儿童曾得过幼儿急疹。

▶ **皮疹**：出现在胸部和腹部的粉红色的、不凸出于皮面的小点，逐渐会扩散到面部。

▶ **经典特征**：高热 3~5 天，不伴皮疹或其他症状。

▶ 皮疹在退热后 12~24 小时内开始出现。

▶ 皮疹会持续 1~3 天。

▶ 当皮疹出现时，孩子并无其他不适症状。

▶ **治疗**：此类皮疹不会合并其他损害，不需要用其他乳膏或药物进行治疗。

如何判别是局部还是广泛性皮疹

▶ 局部皮疹意味着皮疹仅出现在身体的一小部分，通常皮疹仅出现在身体的一侧，如一只脚上的皮疹（**例外**：运动员的皮疹可能会出现在双脚，昆虫叮咬后的皮疹也可以在身体上散在出现）。

▶ 广泛性皮疹意味着皮疹出现在身体较大范围的区域，例如两条腿或整个背部。广泛性皮疹也可以出现在身体大部分的表面，一般是对称出现在身体的两侧。许多病毒感染引起的皮疹会出现在前胸、腹部或整个后背。

▶ 引起广泛性皮疹的原因通常是血液的播散。例如，由病毒、细菌、毒素、食物或药物过敏引起的皮疹。

▶ 引起局部皮疹的原因通常仅与皮肤接触有关。例如，接触化学物质、过敏原、癣菌、细菌、刺激物或昆虫叮咬引起的皮疹。

▶ 区分是局部皮疹还是广泛性皮疹，是十分重要的。

什么时候联系医生

如果有以下情况，请立即拨打"120"（孩子可能需要救护车）

▶ 出现紫色或暗红色的淤血性皮疹，同时伴有发热。

▶ 出现呼吸或吞咽困难。

▶ 孩子晕倒或身体虚弱以致无法站立。

▶ 家长认为孩子有危及生命的紧急情况。

如果有以下情况，请立即前往急诊

▶ 出现紫色或暗红色的淤血性皮疹，但不伴发热。

▶ 孩子意识不清。

如果有以下情况，请立即联系医生（无论白天还是晚上）

▶ 皮肤红得发亮，并开始脱皮。

▶ 皮肤上出现大水疱。

▶ 嘴唇上有红色结痂。

▶ 3 天内服用过处方药。

▶ 发热。

▶ 女孩正在经期，并正在使用卫生巾或卫生棉条。

▶ 孩子看起来很不舒服。

▶ 家长认为孩子需要面诊医生，且情况紧急。

如果有以下情况，请在 24 小时内联系医生

▶ 出现广泛性皮疹但不能用现有疾病解释（**原因：**所有广泛性皮疹都需要医生
鉴别）。

照护建议

❶ **关于广泛性皮疹，家长应该知道的事情**

■ 大多数全身出现的小粉点状的皮疹，属于病毒感染性疾病。

■ 如果孩子出现发热，则病毒感染的可能性就更大了。出现其他伴随症状（如
腹泻），也同样提示病毒疹。

❷ **不伴瘙痒的皮疹**

■ 如果怀疑是痱子，请给孩子洗个凉水澡。

■ 此类皮疹大多不需要特殊治疗。

❸ 伴有瘙痒的皮疹

■ 用肥皂清洗皮肤，以去除所有可能的刺激物。

■ **类固醇软膏：** 皮疹处可以涂抹 1% 氢化可的松乳膏（非处方药）以减轻症状，每天 3 次。

■ **凉水澡：** 如果瘙痒明显，可以给孩子洗个凉水澡，每次 10 分钟，不要使用肥皂（**注意：** 应避免水温过低引起寒战。**可选：** 可在浴缸中加入 60 mL 的小苏打）。

■ **避免抓挠：** 应告诉孩子尽量不要去抓挠，可以给孩子剪短指甲（**原因：** 防止引起皮肤感染）。

■ **抗过敏药物：** 如果瘙痒症状持续，在看医生前可以使用一些抗过敏药物，例如使用苯海拉明（年龄限制：1 岁及以上）；或服用长效抗过敏药物，如西替利嗪（年龄限制：2 岁及以上）。

❹ 退热药

■ 如果发热高于 39.0℃，可以使用对乙酰氨基酚（如泰诺林）。

■ 或者使用布洛芬（如美林）。

■ **注意：** 低于 39.0℃ 的发热对身体抵抗感染很重要。

■ 对于所有发热的孩子：需要补充足量的水分。

❺ 返校

■ 大多数病毒疹具有传染性（尤其是伴有发热时）。

■ 如果孩子还在发热，要避免与其他儿童和孕妇接触。

■ 对于轻微皮疹，退热后孩子便可以返回学校。

■ 对于情况严重的皮疹，待皮疹完全消退或医生说可以解除隔离后，孩子方可返校。

❻ 预期康复过程

■ 大多数病毒疹在 48 小时内消退。

❼ 如果有以下情况，请联系医生

■ 孩子病情恶化。

■ 家长认为孩子需要面诊医生。

　　记住，如果孩子出现上述"联系医生"中的任一情况，请及时联系医生。

第 50 章
荨麻疹

定义

▶ 为风团样、凸出皮面的粉色皮疹。

▶ 大多数情况下伴随瘙痒。

如果有以下情况，请参考其他章节

▶ 皮疹看起来不像荨麻疹，请参阅第 49 章"不明原因的广泛性皮疹或发红"。

▶ 怀疑蚊子叮咬，请参阅第 54 章"蚊子叮咬"。

荨麻疹的症状

▶ 皮疹高出皮面，皮疹中心的颜色比周围苍白（伴抓痕）。

▶ 荨麻疹看起来像蚊子叮咬的包。

▶ 皮疹的直径从 1.3 cm 到几厘米不等。

▶ 皮疹形态多变，出现的位置也经常变化。

▶ 多伴有明显瘙痒。

引起全身广泛性荨麻疹的原因

▶ **病毒感染：** 科学研究证实，引起全身荨麻疹最常见的原因是病毒感染，同时可能伴随发热、咳嗽或腹泻等其他症状。荨麻疹可能会持续 3 天，这不是全身过敏反应。

▶ **细菌感染：** 一些细菌感染也会引起荨麻疹，例如常见的链球菌感染，膀胱感染也会引起荨麻疹。

▶ **药物反应：** 例如青霉素过敏所致的皮疹。在服用抗生素后出现的皮疹大多是病毒疹。皮试结果显示约 90% 是阴性，只有约 10% 是药物过敏所致。

▶ **食物反应：** 可能是过敏反应或者只是巧合。如果是高风险食物（如花生），请咨询变态反应科医生。食物引起的荨麻疹通常在 6 小时内消失，感染引起的荨麻疹会持续数天。只有约 3% 的荨麻疹是由食物引起的。

▶ **蜜蜂蜇伤：**蜜蜂蜇伤后引起的全身性荨麻疹，可能属于严重的过敏反应，需要咨询变态反应科医生。

▶ **全身性过敏反应（情况严重）：**突然出现的荨麻疹并伴有呼吸困难或吞咽困难，这是对某种食物或药物的严重过敏反应。大多数情况下，在吞咽致敏物后 30 分钟内开始出现症状，最晚在接触后 2 小时内出现症状。

▶ **不明原因：**超过 30％ 的荨麻疹原因不明。

引起局部荨麻疹的原因

▶ **刺激物：**仅在身体某个部位出现的荨麻疹通常是由皮肤接触刺激物造成的，这不是过敏反应。

▶ **植物：**许多植物会引起皮肤的异常反应，例如接触常青树汁液会导致荨麻疹。

▶ **花粉：**在草地上玩耍时会导致裸露的皮肤出现荨麻疹。

▶ **宠物唾液：**有些人身上被狗或猫舔过的地方会出现荨麻疹。

▶ **食物：**某些食物接触到儿童的皮肤也可能会导致皮疹。例如，一些婴儿在吃某些新鲜水果时，流出的唾液会使口周出现荨麻疹。

▶ **昆虫叮咬：**局部皮肤的荨麻疹是对昆虫唾液的一种常规反应，即使没有导致全身过敏，红肿的范围也可能很大。

▶ **蜜蜂蜇伤：**局部荨麻疹是对蜜蜂毒液的反应，即使没有导致全身过敏，红肿的范围也可能很大。

▶ **注意：**局部皮肤荨麻疹不是由药物、感染或吞咽食物引起的，这些物质进入血液多会引起全身性荨麻疹。

过敏性休克的急救：肾上腺素

▶ 过敏性休克是一种危及生命的过敏反应。

▶ 如有肾上腺素笔（如 EpiPen 或 Auvi-Q），请立即使用。

▶ 在拨打"120"的同时使用肾上腺素。

▶ 体重超过 30 kg 的孩子：给予 0.3 mg EpiPen。

▶ 体重在 10~30 kg 的孩子：给予 0.15 mg EpiPen Jr。

▶ 体重小于 10 kg 的孩子：具体剂量须咨询医生。

▶ 将注射器直接扎入大腿外侧上部进行注射。

▶ 如果情况紧急，可以直接穿过衣服给药。

▶ 如果 10 分钟内没有改善，可再次注射给药。

▶ **苯海拉明：** 在给予肾上腺素治疗后，如果孩子还能够吞咽，可口服苯海拉明。

什么时候联系医生

如果有以下情况，请立即拨打"120"（孩子可能需要救护车）

▶ 类似东西曾引发危及生命的过敏反应或严重荨麻疹，且暴露时间不超过 2 小时。

▶ 出现呼吸困难或喘息。

▶ 出现声音嘶哑或频繁急促的咳嗽。

▶ 吞咽困难、流涎，或突然出现说话急促、咬字含糊不清。

▶ 家长认为孩子有危及生命的紧急情况。

如果有以下情况，请立即前往急诊

▶ 蜜蜂蜇伤后 2 小时内出现荨麻疹。

如果有以下情况，请立即联系医生（无论白天还是晚上）

▶ 在食用高风险食物后出现荨麻疹，这些食物包括坚果、鱼、贝类和鸡蛋。

▶ 在服用处方药后出现荨麻疹。

▶ 不满 1 岁的孩子出现全身荨麻疹。

▶ 孩子的情况看起来很严重。

▶ 家长认为孩子需要面诊医生，且情况紧急。

如果有以下情况，请在 24 小时内联系医生

▶ 在服用非处方药后出现荨麻疹。

▶ 荨麻疹严重到影响生活（例如眼睛肿胀、睁不开或非常痒）。

▶ 发热或关节肿胀。

▶ 伴随腹痛或呕吐。

▶ 家长认为孩子需要面诊医生，但情况并不紧急。

如果有以下情况，请在工作时间联系医生

▶ 荨麻疹影响到孩子上学或参加其他正常活动（**注意**：服用苯海拉明 24 小时后，症状仍未明显改善）。

▶ 怀疑是食物过敏所致。

▶ 孩子反复荨麻疹发作 3 次或以上，且原因不明确。

▶ 出现荨麻疹时间持续超过 1 周。

▶ 家长有其他问题或担忧。

如果有以下情况，可以在家护理

▶ 没有并发症的荨麻疹。

照护建议

❶ 关于身体局部荨麻疹，家长应该知道的事情

■ 大多数情况下是由皮肤接触刺激物，如植物、花粉、食物或宠物唾液引起的。

■ 局部荨麻疹不是由药物、感染或食物引起的，也不是过敏反应。

■ 可用肥皂和清水将致敏物质从皮肤上清除。

■ 如果皮疹处瘙痒明显，可以冷敷 20 分钟，或者用冰块擦拭皮疹处 10 分钟。

■ 局部荨麻疹会自行消退，不需要服用抗过敏药物。

■ 皮疹在几个小时内即会消退。

❷ 关于全身广泛性荨麻疹，家长应该知道的事情

■ 超过 10% 的儿童会出现 1 次或多次荨麻疹。

■ 大多数广泛性荨麻疹是由病毒感染引发的，并不是过敏反应，只有约 10% 的荨麻疹是由食物、药物或昆虫叮咬导致的过敏反应引发的。通常情况下，原因不明。

❸ 治疗广泛性荨麻疹的抗过敏药物

■ 对于伴随全身瘙痒的荨麻疹，可以使用苯海拉明（非处方药），每天 4 次。年龄限制：1 岁及以上。

■ 抗过敏药物须使用到荨麻疹全部消退 12 小时后。
■ 如果荨麻疹症状持续几天仍未缓解，则可换用长效抗组胺药，如西替利嗪（非处方药）。年龄限制：2 岁及以上。
■ **注意**：如果孩子年龄小于 1 岁，须联系医生征询建议。

❹ 食物引起的荨麻疹

■ 食物可以引起全身性荨麻疹。
■ 有时仅在口周出现荨麻疹。
■ 食物引起的荨麻疹持续时间较短，通常在 6 小时内消退。

❺ 冷水浴止痒

■ 凉水澡：如果瘙痒明显，可以给孩子洗个凉水澡，每次 10 分钟（**注意**：应避免水温过低引起寒战）。
■ 也可以用冰块擦拭瘙痒明显的部位 10 分钟。

❻ 清洗过敏原

■ 如果是接触花粉或动物后引起的荨麻疹，可以给孩子泡个澡或淋浴。
■ 更换衣服。

❼ 避免接触过敏原

■ 如果已经明确知道是什么物质导致了荨麻疹，则需要避免让孩子再次接触这种物质，如某些食物。
■ 帮助孩子以后避免接触此类过敏原。

❽ 返校

■ 荨麻疹不具备传染性。
■ 一旦孩子症状好转，就可以正常上学了。荨麻疹不应妨碍孩子进行正常活动。
■ 对于由感染引发的荨麻疹，孩子退热后自我感觉良好，可以参加日常活动，就可以正常上学了。

❾ 预期康复过程

■ 全身性荨麻疹通常症状容易反复。

■ 症状可能持续 3~4 天，之后消退。

■ 大多数孩子至少会出现 1 次荨麻疹。

❿ 如果有以下情况，请联系医生

■ 在服用苯海拉明 2 次后，荨麻疹的症状仍未见明显好转。

■ 瘙痒的症状在服用苯海拉明 24 小时后仍未见明显好转。

■ 荨麻疹持续时间超过 1 周。

■ 孩子病情恶化。

■ 家长认为孩子需要面诊医生。

> 　　记住，如果孩子出现上述"联系医生"中的任一情况，请及时联系医生。

第 51 章
晒伤

定义

▶ 晒伤是由过度暴露在阳光下而导致的皮肤变红或起水疱。

▶ 皮肤发红、疼痛和肿胀多在暴晒后 4 小时开始出现。

▶ 症状多在 24 小时内达到顶峰，在 48 小时后开始好转。

如果有以下情况，请参考其他章节

▶ 如果出现类似晒伤的皮肤损害但并没有阳光暴露史，请参阅第 49 章 "不明原因的广泛性皮疹或发红"。

晒伤的程度分级

▶ 大多数晒伤是一度烧伤，即皮肤充血发红。

▶ 长时间暴露在阳光下会导致皮肤起水疱和二度烧伤。

▶ 晒伤不会导致三度烧伤或疤痕。

晒伤的原因

▶ **直接暴露在阳光下（注意**：虽然阴天多云，但仍然有约 70% 的紫外线可以透过云层 ）。

▶ **反射的阳光**：例如雪能反射约 80% 的阳光，沙子能反射约 20% 的阳光，水只能反射约 5% 的阳光。

▶ **日光浴灯。**

▶ **日光浴床**：常见于青少年。

服用布洛芬减轻疼痛和其他症状

▶ 晒伤是皮肤的一种炎症反应。

▶ 布洛芬是一种可以阻断这种反应的药物，它可以减轻皮肤发红和肿胀的症状，但是需要尽早服用。

▶ 皮肤发红（晒伤）通常在暴晒后 4 小时才出现。疼痛和发红会持续加重，在 24~36 小时内达到顶峰。许多父母会在发现孩子晒伤时感到惊讶（**原因：**晒伤发生时不会有预警信号）。

▶ **经验教训：**如果孩子暴晒时间过长，那么无须等到孩子皮肤发红，就可以开始让孩子服用布洛芬。每天服用 3 次，连续服用 2 天。

什么时候联系医生

如果有以下情况，请立即拨打" 120 "（孩子可能需要救护车）

▶ 孩子晕倒或身体虚弱以致无法站立。

▶ 家长认为孩子有危及生命的紧急情况。

如果有以下情况，请立即联系医生（无论白天还是晚上）

▶ 发热超过 40.0℃。

▶ 眼睛疼痛，畏光。

▶ 发热，晒伤的皮肤疑似感染（晒伤 48 小时后红肿范围仍在扩大）。

▶ 孩子感觉非常难受。

▶ 家长认为情况紧急，孩子需要面诊医生。

如果有以下情况，请在 24 小时内联系医生

▶ 在应用本章的家庭照护建议后，晒伤部位仍剧烈疼痛，无明显好转。

▶ 皮肤出现直径大于 1.3 cm 的大水疱。

▶ 出现密集的小水疱。

▶ 脸上出现了水疱。

▶ 脚肿影响正常行走。

▶ 晒伤的皮肤疑似感染（2 天后出现脓肿或疼痛仍在加剧），但不伴发热。

▶ 家长认为孩子需要面诊医生，但情况并不紧急。

如果有以下情况，请在工作时间联系医生

▶ 晒伤的皮肤出现皮疹，伴有明显瘙痒。

▶ 家长有其他问题或担忧。

如果有以下情况，可以在家护理

▶ 轻度晒伤。

照护建议

轻度晒伤

❶ 关于晒伤，家长应该知道的事情

■ 大多数晒伤不会导致皮肤起水疱。

■ 大多数水疱可以自行治疗而不需要去看医生。

❷ 布洛芬止痛

■ 为了达到止痛效果，应尽早使用布洛芬（美林）。

■ 每 6~8 小时服用 1 次。

■ **原理**：6 小时内开始服用布洛芬，可以很大限度减轻疼痛和肿胀，须持续服用 2 天。

■ **注意**：6 个月以下的婴儿不要服用。

❸ 类固醇软膏止痛

■ 尽快涂抹 1% 氢化可的松乳膏（非处方药）。

■ 每天涂抹 3 次。

■ 强调早期使用，持续 2 天，可以减轻皮肤肿胀和疼痛。

■ 如果没有类固醇软膏，可以使用保湿霜或芦荟霜暂时应急。

■ **注意**：只使用软膏而避免在红肿的皮肤上涂抹油膏（因为油膏会阻塞汗腺）。

■ 晒伤的皮肤可能会非常疼痛，涂抹软膏覆盖晒伤的部位可以很大限度缓解疼痛。

❹ 冷水浴止痛

- 在晒伤的部位敷上冰凉的湿毛巾。每天重复多次，可以减轻疼痛和灼烧感。
- 对于大面积晒伤，可以洗 10 分钟的冷水浴（**注意**：避免水温过低引起寒战），在洗澡水中添加 60 mL 的小苏打。
- 不要在晒伤的皮肤处擦肥皂。

❺ 补充水分

- 特别是在晒伤的第 1 天，须补充足量的水。
- 这样有助于补充因晒伤而流失的液体。
- 这也有助于防止脱水和头晕。

❻ 水疱：不要挑破

- **注意**：不要挑破水疱以免感染。
- 对于自然破裂的水疱，可以使用酒精消毒过的剪刀剪掉死皮。

❼ 抗生素软膏

- 对于任何较大或破裂的水疱，需要使用抗生素软膏（非处方药）。
- 使用前先用温水冲洗患处，然后涂抹药膏，每天涂抹 2 次，连用 3 天。

❽ 预期康复过程

- 疼痛会在 2~3 天后缓解。
- 第 5~7 天会开始脱皮。

❾ 如果有以下情况，请联系医生

- 疼痛加剧。
- 有感染迹象。
- 孩子的病情恶化。
- 家长认为孩子需要面诊医生。

防晒

❶ 防晒霜

- 使用防晒指数（SPF）至少为 15 的防晒霜。浅肤色儿童需要使用防晒指数更高（如 SPF 30）的防晒霜，尤其是头发为红色或金色的儿童。

- 在暴露于阳光之前 30 分钟涂抹防晒霜，这样可以让防晒霜有足够时间浸入皮肤。特别注意一些容易晒伤的部位，例如鼻子、耳朵、面颊和肩膀。
- 游泳或出汗多时，每 3~4 小时须重新涂抹防晒霜，即便是防水防晒霜在水中也只能保持约 30 分钟。
- 大多数人涂抹防晒霜的量太少，成人平均每次需要至少涂抹 30 mL 的防晒霜。
- 预防皮肤癌的最佳方法就是防晒。

❷ 婴儿和防晒霜

- 婴儿的皮肤比年纪大一点的孩子更娇嫩，对阳光更敏感，更易发生晒伤。
- 对于 6 个月以下的婴儿，应尽量使之待在阴凉处，避免阳光直射。
- 对于 6 月龄 ~3 岁的儿童，也应避免阳光直射。如果必须暴露于阳光下，则可以使用防晒霜，或穿完全遮住手臂和腿部的衣服、戴有帽檐的帽子，或者使用带有遮阳篷的婴儿车。
- 当需要防晒霜时，小婴儿也可以使用成人防晒霜。尽管美国食品药品监督管理局尚未批准 6 个月以下婴儿使用成人防晒霜，但是美国儿科学会建议，如有需要，婴儿也可使用成人防晒霜，这并无副作用。

❸ 保护嘴唇、鼻子和眼睛

- 为了防止嘴唇晒伤，可以涂抹含有防晒成分的唇膏。
- 如果鼻子或其他部位反复被晒伤，可以涂抹氧化锌或氧化钛软膏来予以保护。
- 给孩子佩戴太阳镜，可以保护孩子的眼睛免遭阳光中的紫外线的侵害以及预防白内障。

❹ 高风险儿童

- 一些孩子更容易发生晒伤。比如发色是红色或金色的孩子，或皮肤白皙和从不晒黑的儿童，都会面临更高的风险。
- 这些孩子即使短暂暴露于阳光下，也需要使用防晒霜。
- 他们应尽量避免阳光直射。

❺ 高风险时段

■ 避免在上午 11 点—下午 3 点暴露在阳光下，这是太阳光最为强烈的时段。

■ **注意：**即使有云层遮挡太阳，仍有超过 70% 的紫外线可以穿透云层照射下来。

> 　　记住，如果孩子出现上述"联系医生"中的任一情况，请及时联系医生。

第 13 部分

咬伤和刺伤

第 52 章
动物或人类咬伤

定义

▶ 由宠物、野生动物或人类造成的咬伤。

▶ 任何与动物相关的皮肤损伤。

伤口类型

▶ **瘀伤**：皮肤无破裂，无感染风险。

▶ **刮伤（磨伤）或擦伤**：表皮破裂引起的浅表伤口，感染概率小，不需要使用抗生素。

▶ **割（撕裂）伤**：穿透皮肤到达脂肪或肌肉组织的伤口，有感染概率，最需注意。清洁伤口可预防感染，需要使用抗生素。

▶ **穿刺伤**：伤口穿透皮肤，感染风险更大。猫咬伤的伤口更容易感染，需要使用抗生素。

▶ **伤口感染**：动物咬伤最为常见，可见伤口周围发红和疼痛，咬伤后 1~3 天可以通过早期清洁伤口进行预防。因此，对于多数动物咬伤，及时处理十分重要。

动物咬伤类型

▶ **狂犬病高风险野生动物咬伤**：狂犬病能致人死亡。任何大型野生动物的咬伤或抓伤都可能传染狂犬病毒。患狂犬病风险最高的动物是蝙蝠、臭鼬、浣熊、狐狸或郊狼，这些动物即使本身没有症状，也可能传播狂犬病毒。

▶ **小型野生动物咬伤**：一些小动物，如老鼠、鼹鼠或地鼠不会携带狂犬病毒，花栗鼠、草原土拨鼠和兔子也不携带狂犬病毒。**例外**：有时，这些小动物也会攻击人类（无刺激性咬伤），且有时被它们咬伤也会导致狂犬病毒的传播。松鼠很少携带狂犬病毒且不会传染给人类。

▶ **大型宠物咬伤**：宠物咬伤大多由狗或猫所致。针对马等其他动物的咬伤，则可以运用本章知识来进行处理。在美国和加拿大的大部分城市，狗和猫都不携带狂犬病毒，但流浪动物患狂犬病的风险很高。一般而言，室内的猫和狗应该是安全的。宠物咬伤的主要风险是伤口感染，而不是狂犬病。与狗咬伤相比，猫咬伤更容易引起感染，且猫爪会被唾液弄脏，因此猫抓伤也会像咬伤一样引起感染。

▶ **小型室内宠物咬伤：** 小型室内宠物无患狂犬病风险，这些宠物通常包括沙鼠、仓鼠、豚鼠或小鼠。由这些小动物造成的微小的穿刺伤一般不需要过多关注，因为它们引起伤口感染的风险极低。

▶ **人类咬伤：** 大多数人咬伤事件发生在打斗中，尤其是青少年之间的打斗，拳头如打在牙齿上容易被牙齿割伤。与动物咬伤相比，人咬伤更容易引起感染，且一般而言手被咬伤的风险更高。但幼儿咬伤大多安全，因为一般而言不会划破皮肤。

▶ **蝙蝠和狂犬病：** 在美国，约 90% 的人类狂犬病病例是由蝙蝠造成的，蝙蝠可以在没有导致明显咬痕的情况下传播狂犬病毒。

易患狂犬病的动物

▶ 蝙蝠、臭鼬、浣熊、狐狸或郊狼。

▶ 其他大型野生动物。

▶ 未接种狂犬疫苗的户外宠物。

▶ 在美国，猫患狂犬病的概率是狗的 4 倍。

▶ 户外走失或患病的动物。

▶ 未接种狂犬疫苗的狗和猫。

▶ 在美国和加拿大的大多数城市，狗和猫（不携带狂犬病毒）咬伤是安全的。

▶ 在美国，每年有 2~3 人死于狂犬病。

咬伤和抓伤急救

▶ 立即用肥皂和温水清洗伤口（**原因：** 为了防止伤口感染）。

出血急救方法

▶ 将纱布垫或干净的布置于伤口上。

▶ 用力按压出血部位。

▶ 直接压迫止血法是止血的最佳方法。

▶ 出血停止前继续按压。

▶ 如果出血未停止，尝试按压略微不同的部位。

什么时候联系医生

如果有以下情况，请立即拨打"120"（孩子可能需要救护车）

▶ 无法止住的大出血。

▶ 无法行动或因虚弱而无法站立。

▶ 家长认为孩子有危及生命的紧急情况。

如果有以下情况，请立即前往急诊

▶ 直接按压 10 分钟未能止血。

▶ 被易患狂犬病的动物抓伤或咬伤。

如果有以下情况，请立即联系医生（无论白天还是晚上）

▶ 野生动物咬破皮肤。

▶ 宠物（如狗、猫）咬破皮肤（**例外：** 轻微的抓伤一般不会穿透皮肤）。

▶ 被猫牙齿或爪子刺伤（皮肤破损）。

▶ 手或脸被刺伤（皮肤破损）。

▶ 人类咬伤（皮肤破损）。

▶ 动物咬伤，手指或手肿胀。

▶ 咬伤处疑似感染（伤口红肿等），或者出现发热症状。

▶ 蝙蝠接触或暴露史（即使无咬痕）。

▶ 易患狂犬病动物接触史（即使无咬痕）。

▶ 轻微割伤或擦伤但无破伤风疫苗接种史。

▶ 孩子有病重表现。

▶ 家长认为孩子需要面诊医生且情况紧急。

如果有以下情况，请在 24 小时内联系医生

▶ 破伤风疫苗接种时间超过 5 年。

▶ 家长认为孩子需要看医生，但情况不紧急。

如果有以下情况，请在工作时间联系医生

▶ 家长有其他问题或担忧。

如果有以下情况，可以在家护理

▶ 没有破皮的咬伤或擦伤。

▶ 被宠物轻微擦伤，未擦破皮肤。

▶ 被小型宠物（如仓鼠或小狗）刺伤（猫刺伤除外）。

照护建议

❶ 咬伤基本知识

- 皮肤未破的咬伤不会造成感染。
- 割伤和穿刺伤感染风险高。

❷ 清洁伤口

- 立即用肥皂和清水冲洗伤口 5 分钟。
- 在自来水下冲洗数分钟（**原因：**可预防多种伤口感染）。

❸ 如何止血

- 伤口按压止血。
- 用纱布垫或清洁的毛巾止血。
- 伤口按压 10 分钟或直至出血停止。

❹ 抗生素软膏

- 对于小伤口，可使用抗生素软膏（如多孢子素软膏），无须开处方。
- 伤口外用，每日 3 次。
- 连用 3 天。

❺ 止痛药

- 为了缓解疼痛，可以服用对乙酰氨基酚（如泰诺林）。
- 另一种选择是布洛芬（如美林）。
- 按需使用。

❻ 冷敷

- 使用冰袋或用湿布把冰块包起来，敷在瘀青或疼痛处，每次持续 20 分钟（**原因**：可化瘀、止痛、消肿）。

❼ 预期康复过程

- 大多数抓伤、擦伤和轻微咬伤可在 5~7 天内痊愈。

❽ 如果有以下情况，请联系医生

- 伤口有感染迹象（红肿、化脓）。
- 发热。
- 孩子情况变差。
- 家长认为孩子需要面诊医生。

记住，如果孩子出现上述"联系医生"中的任一情况，请及时联系医生。

第 53 章
蜜蜂或黄蜂蜇伤

定义

▶ 由蜜蜂、黄蜂（大黄蜂或小黄蜂）造成的蜇伤。

▶ **主要症状：**疼痛和发红。

蜜蜂蜇伤反应机理

▶ 蜜蜂刺向皮肤并注射毒液。

▶ 毒液引起症状。

局部皮肤蜇伤反应

▶ 主要症状是蜇伤部位痛、痒、肿、红。

▶ **痛：**蜇伤部位剧烈疼痛或有烧灼感，可持续 1~2 小时，常伴随瘙痒。

▶ **肿：**蜜蜂蜇伤后肿胀可持续 48 小时，程度可轻可重。如发生在眼睑上，会导致眼周肿胀，这种情况往往表现重但病情轻。肿胀可能持续 7 天。

▶ **红：**蜜蜂蜇伤部位通常呈现红色，这并非感染征象，蜇伤感染很少发生。发红可持续 3 天。

蜇伤所致过敏性休克

▶ 严重的危及生命的过敏反应被称为过敏性休克。

▶ 主要症状是伴随呼吸困难和吞咽困难的荨麻疹，一般被蜇后 2 小时内出现。

▶ 蜜蜂蜇伤所致过敏性休克的发生率为 4‰。

▶ **荨麻疹：**被蜜蜂蜇伤后，部分孩子会表现为全身荨麻疹或面部浮肿。一般而言，单纯的荨麻疹或面部肿胀可居家治疗，但须警惕过敏性休克。此时请务必就医，以防发生过敏性休克。

蜜蜂蜇伤预防

▶ 如发现周围有蜜蜂，请勿光脚。

▶ 如在花园或果园，请提高警惕。

▶ 驱虫剂对这类昆虫无效。

过敏性休克的急救：肾上腺素

▶ 过敏性休克是一种危及生命的过敏反应。

▶ 如携带肾上腺素笔（如预装肾上腺素的自动注射器），可立即使用。

▶ 请拨打"120"，同时进行如下操作。

▶ 体重超过 30 kg：给予 0.3 mg 肾上腺素。

▶ 体重在 10~30 kg：给予 0.15 mg 肾上腺素。

▶ 体重小于 10 kg：遵医嘱给药。

▶ 注射部位及方式：大腿上部外侧，垂直注射。

▶ 如有需要，可从衣服外直接注射。

▶ 如 10 分钟内症状未改善，应进行第二次注射。

▶ **苯海拉明**：如孩子能够吞咽，注射肾上腺素后，口服苯海拉明。

什么时候联系医生

如果有以下情况，请立即拨打"120"（孩子可能需要救护车）

▶ 既往蜜蜂蜇伤后发生过严重过敏反应（不只是荨麻疹），且此次被蜇伤后未超过 2 小时。

▶ 喘息或呼吸困难。

▶ 声音嘶哑、咳嗽、咽喉或胸部发紧。

▶ 吞咽困难或流涎。

▶ 说话含糊不清。

▶ 行为或言语失常。

▶ 晕厥或因虚弱无法站立。

▶ 家长认为孩子有危及生命的紧急情况。

如果有以下情况，请立即前往急诊

▶ 全身出现荨麻疹或肿胀。

如果有以下情况，请立即联系医生（无论白天还是晚上）

▶ 嘴部蜇伤。

▶ 眼部蜇伤。

▶ 腹痛或呕吐。

▶ 每 5 kg 体重蜇伤 5 处以上（青少年全身有 50 处以上的蜇伤）。

▶ 发热，蜇伤伤口有感染迹象（伤口广泛发红）。

▶ 孩子有病重表现。

▶ 家长认为孩子需要面诊医生且情况紧急。

如果有以下情况，请在 24 小时内联系医生

▶ 蜇伤 48 小时后，蜇伤发红范围逐渐扩大（**注意**：感染并不常见，一般发生于蜇伤后 24~48 小时内），蜇伤后 24 小时内开始发红是由毒液引起的。

▶ 肿胀范围大（直径 10.2 cm），超过关节部位，如腕关节。

▶ 家长认为孩子需要看医生，但情况不紧急。

如果有以下情况，请在工作时间联系医生

▶ 家长有其他问题或担忧。

如果有以下情况，可以在家护理

▶ 蜜蜂或黄蜂蜇伤的正常反应。

照护建议

❶ 关于蜜蜂蜇伤的常识

■ 蜜蜂蜇伤十分常见。

■ 主要症状是蜇伤部位疼痛和发红。

■ 肿胀范围可较大，但并不全是过敏反应。

■ 超过 95% 的蜇伤由蜜蜂或黄蜂所致。

❷ 清除毒刺

■ 只有蜜蜂会留下毒刺。

■ 在蜇伤部位，毒刺看起来似小黑点。

■ 用指甲或信用卡边缘把毒刺刮下来。

■ 如果毒刺在皮肤表面以下，无须特殊处理，毒刺会随皮肤的正常生长而脱落。

❸ 应用肉类嫩化剂缓解疼痛

■ 用少许水将肉类嫩化剂调成嫩肉膏，用棉球将其擦拭至蜇伤处，每 20 分钟 1 次（**原理**：中和毒液，减轻疼痛和肿胀）。**注意**：请勿在眼睛周围使用。

■ 如无肉类嫩化剂，可使用铝基除臭剂替代，或者于蜇伤处涂抹小苏打糊，持续 20 分钟。

❹ 冷敷止痛

■ 如使用嫩肉膏后疼痛未缓解，冷敷蜇伤部位。

■ 持续 10 分钟。

❺ 止痛药

■ 为了缓解疼痛，可以服用对乙酰氨基酚（如泰诺林）。

■ 另一种选择是布洛芬（如美林）。

■ 按需使用。

❻ 类固醇软膏止痒

■ 蜇伤处瘙痒或肿胀，可将 1% 氢化可的松乳膏涂在蜇伤处。

■ 无须开处方。

■ 每天使用 3 次。

❼ 抗过敏药止痒

■ 对于荨麻疹或严重瘙痒，可给予一定剂量的苯海拉明。**年龄限制**：1 岁及以上。

❽ **预期康复过程**

■ 剧烈疼痛或有烧灼感，持续 1~2 小时。

■ 蜇伤后毒液引起的肿胀会在 48 小时内加重。

■ 发红可持续 3 天。

■ 肿胀可持续 7 天。

❾ **如果有以下情况，请联系医生**

■ 出现呼吸困难或吞咽困难（主要发生在蜇伤后 2 小时内），**请拨打"120"**。

■ 2 天后发红范围扩大。

■ 肿胀程度加重。

■ 蜇伤处有感染迹象。

■ 孩子情况变差。

■ 家长认为孩子需要面诊医生。

> 记住，如果孩子出现上述"联系医生"中的任一情况，请及时联系医生。

第 54 章
蚊子叮咬

定义

▶ 蚊子叮咬。

▶ 引起瘙痒、红色肿块。

▶ 外观似荨麻疹。

▶ 蚊子是西尼罗病毒的载体。

蚊子叮咬后反应类型

▶ **红色肿块**：在北美，蚊子叮咬常令人烦恼，叮咬后会引起皮肤发红瘙痒，外观通常似荨麻疹（单个大的或数个小的皮疹）。

▶ 当蚊子叮咬时，其分泌物会被注入人体皮下，红色肿块的出现则是机体对这一过程的反应。

▶ 蚊子叮咬有相对固定的部位，大多数叮咬发生在人体暴露的部位，如面部和手臂。

▶ **肿胀**：上眼睑被叮咬可能导致眼周严重肿胀，可持续数天。肿胀范围常较大且外观呈粉红色（特别是 1~5 岁的孩子）。

▶ **疾病**：蚊子可通过携带病原微生物传播疾病，但这种情况较为罕见。在美国和加拿大，蚊子主要携带西尼罗病毒，在非洲和南美洲主要携带可引发疟疾和黄热病的病原微生物。

▶ **预防**：驱虫剂可以防止蚊子叮咬，如可在皮肤上喷洒避蚊胺或在衣服上喷洒氯菊酯。

蚊子叮咬反应原因

▶ 叮咬处皮肤隆起是身体对蚊子唾液的反应。

▶ 当吸食人体血液时，蚊子部分分泌物会被注入人体皮下。

蚊子生命周期

▶ 蚊子中只有雌蚊会叮咬人类，因为它们需要血液来繁殖。它们一般需要叮咬 20 次左右才能找到一根小血管，然后啜饮血约 90 秒。

▶ 雄性蚊子以花蜜和植物汁液为食。

▶ 有 170 种蚊子分布在北美洲。

▶ 蚊子嗅觉距离可达 36 m，此距离内它们会被人体气味（呼吸的热气、汗水和香水）所吸引。同时，在较近距离内，则更喜爱处于运动状态和散发热量的人体。

蚊子叮咬的危险因素

▶ 体温较高。

▶ 男性多于女性。

▶ 孩子多于成人。

▶ 呼吸气味。

▶ 出汗。

▶ 香皂和洗发水挥发的气味。

昆虫叮咬并发症

▶ **脓疱疮**：由细菌感染所致，以水疱、脓疱易破溃糜烂，形成蜜黄色痂为特征。常由抓挠或抠叮咬处引起，多见于伴随瘙痒的叮咬伤。

▶ **蜂窝织炎**：细菌感染浅表组织引起的以皮肤红肿、皮温升高为主要表现的一种疾病，红肿处常有明显触痛。

▶ **淋巴管炎**：细菌感染扩散到淋巴管，于手臂或腿上形成一条红线，更为严重的是细菌毒素可进入血液形成脓毒症。

过敏性休克的急救：肾上腺素

▶ 过敏性休克是一种危及生命的过敏反应。

▶ 如携带肾上腺素笔（如预装肾上腺素的自动注射器），可立即使用。

▶ 请拨打"120"，同时进行如下操作。

▶ 体重超过 30 kg：给予 0.3 mg 肾上腺素。

▶ 体重在 10~30 kg：给予 0.15 mg 肾上腺素。

▶ 体重小于 10 kg：遵医嘱给药。

▶ 注射部位及方式：大腿上部外侧，垂直注射。

▶ 如有需要，可从衣服外直接注射。

▶ 如 10 分钟内症状未改善，应进行第二剂注射。

▶ **苯海拉明**：如孩子能够吞咽，注射肾上腺素后，口服苯海拉明。

什么时候联系医生

如果有以下情况，请立即拨打"120"（孩子可能需要救护车）

▶ 怀疑有危及生命的过敏反应，症状包括突然出现呼吸困难或吞咽困难。

▶ 应答无反应。

▶ 家长认为孩子有危及生命的紧急情况。

如果有以下情况，请立即前往急诊

▶ 意识丧失。

▶ 行动或言语失常。

▶ 不能行走或几乎无法站立。

▶ 颈强直（下颌不能触及胸部）。

如果有以下情况，请立即联系医生（无论白天还是晚上）

▶ 红肿或条纹范围扩散，同时伴有发热。

▶ 孩子有病重表现。

▶ 家长认为孩子需要面诊医生且情况紧急。

如果有以下情况，请在 24 小时内联系医生

▶ 叮咬后疼痛，发红超过 24 小时（**注意**：24 小时内出现的叮咬处发红是正常反应）。

▶ 叮咬后 48 小时红肿范围较前增大。

▶ 不明原因的发热和近期高风险地区旅居史。

▶ 家长认为孩子需要看医生，但是情况不紧急。

如果有以下情况，请在工作时间联系医生

▶ 近期曾旅居寨卡病毒爆发的地方。

▶ 疑有感染迹象（化脓或发红区域变大），且使用抗生素软膏效果不佳。

▶ 严重瘙痒且 24 小时内使用类固醇软膏效果不佳。

▶ 家长有其他问题或担忧。

如果有以下情况，可以在家护理

▶ 正常的蚊子叮咬。

▶ 关于西尼罗病毒感染的问题。

▶ 关于驱虫剂（如避蚊胺）的问题。

照护建议

蚊子叮咬的治疗方法

❶ 基本常识

■ 在美国和加拿大，蚊子叮咬很少致病。

■ 蚊子叮咬会引起皮肤瘙痒、红肿。

■ 多数情况下，红肿直径不到 1.3 cm。在幼儿中，可以更大。

■ 有些甚至在中心有一个小水疱。

■ 叮咬处出现风团并不意味着孩子出现过敏反应。

■ 发红并不意味着叮咬处出现感染。

❷ 类固醇软膏止痒

■ 为缓解瘙痒，可使用 1% 氢化可的松乳膏，无须开处方。每天涂抹 3 次，直到不痒为止。如无类固醇软膏，可先使用小苏打糊。

■ 如以上二者都没有，可用湿毛巾冷敷 20 分钟。

■ 此外，在叮咬处直接、稳定地按压 10 秒有助于缓解瘙痒。例如，可以使用指甲、笔帽或其他物体按压。

❸ 抗过敏药止痒

- 如果叮咬处仍然瘙痒，可以尝试使用抗过敏药物（如苯海拉明），无须开处方。**年龄限制：1 岁及以上使用。**
- 有时有效果，对于发生过敏反应的小孩，使用效果更佳。

❹ 避免挠抓

- 剪短指甲。
- 防止孩子抓挠。
- **原因：** 防止叮咬处皮肤感染。

❺ 抗生素软膏

- 如叮咬处结痂或有感染迹象，可使用抗生素软膏，如多孢子素软膏。
- 非处方药，每天 3 次（**注意：** 通常情况下，感染是由脏手指抓挠叮咬处引起的）。
- 用绷带（如创可贴）覆盖结痂处，有助于防止抓伤和细菌播散。
- 清洁叮咬处，之后使用抗生素软膏，每日 3 次，直到痊愈。

❻ 预期康复过程

- 多数瘙痒持续 3~4 天。
- 红肿通常持续 3~4 天。
- 肿胀可能持续 7 天。
- 上眼睑的叮咬伤会导致眼睛周围严重肿胀，但不会损害视力。
- 肿胀晨起加重，站起活动数小时后缓解。

❼ 如果有以下情况，请联系医生

- 叮咬处有感染迹象（48 小时后发红区域较前变大）。
- 叮咬处疼痛。
- 孩子情况变差。
- 家长认为孩子需要面诊医生。

关于西尼罗病毒感染的问题

❶ 西尼罗病毒感染：基本常识

- 西尼罗病毒感染是一种由蚊子传播的疾病，西尼罗病毒可以通过蚊子叮咬传播给人类。
- 1% 的蚊子携带这种病毒。
- 在感染西尼罗病毒的人中，只有不到 1% 的人属于严重型。

❷ 西尼罗病毒感染的症状

- **无症状：**约占 80%。
- **轻微症状：**约占 20%。症状包括发热、头痛和全身酸痛，部分出现皮疹，无须任何治疗。这些症状持续 3~6 天后消失。这就是所谓的西尼罗病毒热。
- **严重症状：**占比不到 1%（150 例中有 1 例）。症状为高热、颈强直、神志不清、昏迷、癫痫发作和肌无力（通常只在一侧），病因是脑部感染（脑炎）或脊髓感染（病毒性脑膜炎）。
- **死亡：**约占住院患者的 10%。
- 儿童病例通常症状较轻微。大多数严重病例为 60 岁以上的老人。

❸ 西尼罗病毒感染的诊断

- 症状较轻的孩子无须就诊，无须任何特殊的检测。
- 症状严重（脑炎或病毒性脑膜炎）的孩子须立即就诊，对血液和脊髓液进行特殊检测，以确认病毒。
- 孕妇或哺乳期妇女如出现症状，须咨询医生。

❹ 西尼罗病毒感染的治疗

- 蚊子叮咬后无须特殊处理。
- 对于西尼罗病毒感染，无特别的治疗方法或特效抗病毒药物。
- 症状严重的人往往需要住院接受静脉输液和呼吸支持治疗。
- 目前还没有疫苗可以预防人类感染西尼罗病毒。

❺ 西尼罗病毒可由蚊子传播

- 西尼罗病毒通过蚊子叮咬传播，蚊子通过叮咬已感染的鸟类而感染病毒。
- 即使在有西尼罗病毒的地区，也只有不到 1% 的蚊子携带该病毒。

- 蚊子通过叮咬将该病毒传播给人类。
- 不会发生人传人的现象，与西尼罗病毒携带者共餐、接触或共用洗漱用品都是安全的。
- 哺乳期妇女在蚊子叮咬后可以继续母乳喂养（美国疾病控制与预防中心 2003 年规定），如出现病毒感染的症状，则需要暂停母乳喂养。
- 病毒感染征象一般发生在叮咬后 3~14 天。
- 在美国和加拿大，西尼罗病毒感染的高发年份是 2002 年、2003 年和 2012 年。

关于驱蚊的问题

❶ 预防提示

- 穿长裤、长袖衬衫，戴帽子。
- 避免在蚊子活跃时外出。蚊子在黎明和黄昏时最活跃，在这些时间段限制孩子户外玩耍。
- 清除积水（**原因**：积水是蚊子繁殖的地方）。
- 关好门窗。
- 含有避蚊胺的驱虫剂对防止蚊子叮咬非常有效，请仔细阅读说明书。

❷ 避蚊胺类：可直接接触皮肤

- 避蚊胺是一种很好的驱蚊剂，还能驱赶蜱虫和其他虫子。
- 美国儿科学会批准避蚊胺用于 2 月龄以上的孩子，浓度一般低于 30%。如需要 6 小时保护，则使用 30% 浓度。如只需要 2 小时保护，则使用 10% 浓度。
- 避免在手指等孩子易吮部位使用。
- 避免较大孩子过量使用，一般而言，3~4 滴即可保护全身。
- 喷洒在皮肤暴露的部位，避开眼睛或嘴，不适用于衣服覆盖的皮肤。避免在晒伤处或皮疹上喷洒（**原因**：避蚊胺在这些部位很容易被吸收）。
- 在孩子进入室内后，请用肥皂和清水清洗干净。
- **注意**：避蚊胺可能会损坏人造纤维类衣物、塑料（眼镜）和皮革等物品，但可接触棉质衣物。

❸ 氯菊酯类：适用于喷洒在衣物上

- 氯菊酯类产品［如杜兰农（Duranon）］可有效防止蚊子叮咬。

■ 与避蚊胺不同，这类产品适用于喷洒在衣物上。

■ 可喷洒于袖子、裤腿、鞋子或帽子上，也可喷洒于蚊帐和睡袋上。

■ 避免在皮肤上使用（**原因：**与汗水接触后就会失效）。

❹ 派卡瑞丁类

■ 派卡瑞丁也是一种驱蚊剂，效果与 10% 浓度的避蚊胺类似。

■ 可安全喷洒于皮肤和衣服上。

> 记住，如果孩子出现上述"联系医生"中的任一情况，请及时联系医生。

第 55 章
蜱虫叮咬

定义

► 蜱虫（棕色小虫）吸附于皮肤上。

► 皮肤里取出过蜱虫。

蜱虫叮咬症状

► 蜱虫叮咬通常不会引起疼痛或瘙痒，因此常未引起重视。

► 吸血后蜱虫形态肿胀，更易发现。

► 吸血 3~6 天后蜱虫会自行脱落。

► 脱落后，皮肤可见小红肿。

► 红肿或斑点是机体对蜱虫唾液的反应。

► 当吸血时，一些蜱虫唾液会与人体血液混合。

蜱虫叮咬原因

► 美国深林蜱（安氏革蜱）大小如苹果种子，吸食血液后可增大 2~3 倍。有时，可传播落基山斑疹热或科罗拉多蜱传热。

► 鹿蜱大小如罂粟种子，吸食血液后可增大 3 倍，有时可传播莱姆病。

莱姆病

► 95% 以上莱姆病患者旅居过美国 14 个蜱虫高风险州之一。莱姆病主要发生在美国东北部、中大西洋地区和中西部的上部地区，还有许多州未发现莱姆病。美国疾病控制与预防中心报告显示，每年新增病例超过 30 000 例（2020 年）。

► 大约 80% 的莱姆病患者叮咬处有靶形皮疹，又称移行性红斑皮疹，叮咬后平均 7 天开始出现，然后生长迅速，直径超过 5 cm，甚至可以大到 30 cm，一般持续 2~3 周。建议使用抗生素治疗，可以防止莱姆病进展。如莱姆病未得到有效治疗，则会累及心脏、关节和神经系统。

▶ 使用抗生素预防莱姆病的效果取决于风险大小。如叮咬时间近，一般而言风险较低；如超过 36 小时，则风险高；如蜱虫形态肿胀，则风险高。具体请向医生咨询。

▶ 一般而言，鹿蜱叮咬后人体患莱姆病的风险很低。但在高风险地区，约有 2% 的鹿蜱叮咬会导致莱姆病。

什么时候联系医生

如果有以下情况，请立即联系医生（无论白天还是晚上）

▶ 尝试使用本章的照护建议后，仍无法取出蜱虫。

▶ 叮咬后 2~14 天出现大面积皮疹。

▶ 叮咬后 2~14 天出现发热或头痛。

▶ 发热，伤口有感染迹象（发红）。

▶ 虚弱，有面瘫表现。

▶ 孩子有病重表现。

▶ 家长认为孩子需要面诊医生且情况紧急。

如果有以下情况，请在 24 小时内联系医生

▶ 鹿蜱附着时间超过 36 小时。

▶ 鹿蜱形态肿胀。

▶ 叮咬后 24 小时伤口出现新的红肿（**注意**：细菌感染较少见，一般在叮咬后 24~48 小时内出现）。

▶ 叮咬后 48 小时，发红区域变大。

▶ 叮咬处周围出现红环或牛眼样皮疹（**注意**：莱姆病皮疹在叮咬后 3~30 天内开始出现）。

▶ 家长认为孩子需要看医生，但情况不紧急。

如果有以下情况，请在工作时间联系医生

▶ 家长有其他问题或担忧。

如果有以下情况，可以在家护理

▶ 蜱虫叮咬，无并发症。

▶ 关于防止蜱虫叮咬的问题。

照护建议

蜱虫叮咬的治疗方法

❶ 美国深林蜱叮咬注意事项

■ 多数美国深林蜱（安氏革蜱）叮咬无害。

■ 美国深林蜱传播疾病的情况并不常见。

■ 如蜱虫继续附着在皮肤上，请移除。

❷ 美国深林蜱（安氏革蜱）：如何使用镊子摘除

■ **用镊子：** 使用镊子尽可能在靠近皮肤处夹取蜱虫头部。

■ 先把镊子置于靠近蜱虫的皮肤上。

■ 将蜱虫轻轻向上拉，请勿扭曲或挤压。

■ 保持稳定牵扯，直至蜱虫被摘除。

■ 如无镊子，可用手指。

■ **其他选择：** 使用线环套在蜱虫上下颚之间，或使用针从上下颚间推动牵引。上下颚是指蜱虫头部与人体皮肤相连的部分。

■ **注意：以下操作均无效，** 例如外用凡士林或指甲油、外用酒精和肥皂棉球、使用热或冷的物品。

❸ 鹿蜱叮咬注意事项

■ 多数鹿蜱叮咬无害。

■ 鹿蜱传播疾病并不常见。

■ 即使在高风险地区，也只有约 2% 的鹿蜱叮咬会导致莱姆病。

■ 多数莱姆病患者旅居过美国 14 个蜱虫高风险州之一。莱姆病主要发生在美国东北部、中大西洋地区和中西部的上部地区，还有许多州未发现莱姆病。

❹ 鹿蜱：如何摘除

- 如其形态肿胀，请使用镊子摘除。
- 小鹿蜱可使用信用卡的边缘刮掉。

❺ 蜱虫头部：如何移除

- 如美国深林蜱的头部（口腔部分）断裂在皮肤里，请先去除大块部分。
- 外用酒精清洁皮肤。
- 然后用干净的镊子或针头把皮肤里的部分蜱虫组织取出。
- 如只剩下小块组织，皮肤会慢慢愈合，然后小块组织会自行脱落。

❻ 抗生素软膏

- 去除蜱虫后，请用肥皂和水清洗伤口，同时清洁双手。
- 这有助于防止蜱虫引起的任何感染。
- 使用抗生素软膏（如多孢子素软膏），该药属于非处方药。
- 在叮咬处使用。

❼ 预期康复过程

- 多数情况下，蜱虫叮咬不会引起皮肤瘙痒或损伤。
- 这也是蜱虫叮咬常被忽略的原因。
- 小肿块基本 2 天内消失。
- 如蜱虫传播疾病，人体被叮咬后 4 周内会出现皮疹。

❽ 如果有以下情况，请联系医生

- 尝试摘除蜱虫失败。
- 被叮咬后 4 周内出现发热或皮疹。
- 叮咬处有感染迹象。
- 孩子病情恶化。
- 家长认为孩子需要就医。

预防蜱虫叮咬

❶ 预防蜱虫叮咬

- 在户外鹿蜱可能出没的地方，要仔细检查并及时处理，回屋后马上洗浴。
- 把衣物放入烘干机中烘干 10 分钟，可杀死衣物中的蜱虫。
- 若外出至蜱虫可能出没的地方，建议穿长衣、长裤，扎紧裤腿或者把裤腿塞进袜子或鞋子里，在裸露的皮肤上喷洒防蜱剂。

❷ 衣物防蜱剂：氯菊酯

- 氯菊酯类产品（如 Duranon）防蜱效果佳。
- 与避蚊胺不同，这类产品适用于衣物上，可用于袖子、裤腿、鞋子或帽子上，也可用于蚊帐和睡袋上。
- 避免在皮肤上使用（**原因**：与汗水接触后会失效）。

❸ 皮肤用防蜱剂：避蚊胺

- 避蚊胺防蜱效果佳，可在皮肤上直接使用。
- 儿童和青少年一般使用 30% 浓度的避蚊胺（美国儿科学会）。**注意**：30% 浓度的避蚊胺能防护 6 小时。
- 避蚊胺可用于 2 月龄及以上孩子（美国儿科学会）。

> 记住，如果孩子出现上述"联系医生"中的任一情况，请及时联系医生。

第 14 部分

其他症状

第 56 章
紧急且不容忽视的症状

▶ 多数危及生命的紧急情况都易识别，比如人们能够识别大出血、呼吸停止、癫痫或昏迷等情况，然后拨打"120"求救。如怀疑中毒，请拨打国家中毒控制中心求助热线。然而，一些紧急症状易被误诊或漏诊，如以下症状。如果孩子有以下症状中的任何一种，请立即联系医生。如果未能联系上医生，请立即去往最近的急诊室。针对其中一些症状，须拨打"120"。以下是一些易被误诊或漏诊的紧急症状。

新生儿生病

▶ 小于 1 月龄的孩子有发热或生病迹象，包括呕吐、咳嗽，甚至皮肤、黏膜等颜色异常。孩子在生病初期可能会表现出一些异常，例如进食不足或睡眠过多。在此年龄段，这些症状往往十分严重，且在 1 月龄内，感染常进展迅速。

萎靡不振

▶ 孩子目光呆滞，不玩也不笑，看起来萎靡不振，也几乎不回应他人，甚至太过虚弱以至于不哭或难以唤醒，这些都属于严重症状。
▶ 注意：生病的时候多睡觉是正常的，但唤起时应该保持清醒。

意识错乱

▶ 突然出现意识错乱是病情严重的征兆，例如孩子觉醒状态说奇怪话，能看到不存在的东西，不认识身边的人。
▶ 注意：意识错乱 5 分钟左右，可见于高热。但如时间过长，则提示病情严重。

剧烈疼痛

▶ 剧烈疼痛会使孩子无法进行正常活动，例如孩子不玩，甚至不看喜欢的电视节目，只想一个人待着。当家长试图抱或移动孩子时，孩子可能会哭。孩子剧烈疼痛时基本无法入睡或只能短暂入睡。

无法安抚的哭闹

▶ 排除其他疾病之后，持续而无法安抚的哭闹可能是由剧烈疼痛引起的。当孩子无法入睡或只能短暂入睡，清醒时不参加任何正常活动，不玩或很难集中注意力，总之很难安抚时，就要怀疑是剧烈疼痛导致的（**注意**：剧烈疼痛可能会导致孩子呻吟或呜咽，而非哭泣）。

无法行走

▶ 如果孩子已学会走路，但之后突然无法行走，请联系医生。可能的原因有孩子腿部严重受伤，或者平衡能力受损。如果孩子弯着腰抱腹行走，则患阑尾炎的可能性较大。

呕吐胆汁

▶ 明亮的绿色呕吐物，最常见的是胆汁。除非饮用绿色液体，否则大部分是异常的，可能意味着肠梗阻，这属于外科急症。
▶ **注意**：吐出黄色液体属于正常情况（黄色液体可能是胃液）。

腹部压痛

▶ 当孩子的注意力被玩具或图书分散时，按压孩子腹部，此时正常情况下可向下按压 25 cm 左右。如果孩子蜷曲或尖叫，可能提示病情严重。如果腹部浮肿且质硬，则情况更加紧急。
▶ **注意**：如果孩子把家长的手推开，说明他的注意力还不够分散。

睾丸或阴囊疼痛

▶ 阴囊突发疼痛可由睾丸扭转引起，须 8 小时内进行紧急手术。

呼吸困难

▶ 呼吸是生命必备条件，多数孩子的死亡是由严重的呼吸问题导致的。呼吸问题可由咽喉或肺部感染引起，父母须学会识别呼吸困难。如果孩子有喉鸣或喘息，须紧急处理。其他呼吸困难的迹象有呼吸频率增快，每次呼吸均有呻吟声，伴有口唇发绀，或者出现三凹征。这意味着每一次呼吸，肋骨之间组织随之凹陷，这是年幼儿童呼吸困难的征兆。同时请注意：有严重呼吸问题的孩子不能喝水、说话或哭泣。如果孩子呼吸困难，请拨打"120"。

口唇发绀

▶ 嘴唇、舌头或牙龈呈青色或灰色，可能提示血液中氧气不足，请及时拨打"120"。

▶ **注意：** 口周皮肤（非嘴唇）呈现青色一般是正常的，可能是由寒冷或害怕引起的。

吞咽困难并流涎

▶ 突然流涎或吐痰意味着孩子出现吞咽困难，大多数情况下由喉咙严重肿胀引起。具体原因可能是严重的咽喉感染、严重的过敏反应。喉咙肿胀会阻塞气道。

脱水

▶ 脱水常提示体液不足，通常是由严重的呕吐或腹泻所致。如果孩子 8 小时内无尿则怀疑脱水，哭时无泪和口干舌燥也是脱水征兆。年幼的宝宝可见囟门凹陷。脱水时孩子常感疲倦和虚弱。

▶ **注意：** 如果孩子很清醒、能玩耍、很活泼，那就没有脱水。孩子严重脱水时，站立时会感到头晕。脱水时须口服或静脉补充额外液体。

囟门膨出

▶ 孩子囟门膨出，意味着颅内压增高。

颈强直

▶ 颈强直意味着孩子下颌无法触碰前胸。进行颈强直检查时，让孩子躺下，然后用手托孩子头部直到下颌触及胸部。如果孩子不配合，可将玩具或硬币放置在孩子肚子上，让他看向玩具或硬币。大一点的孩子，可以简单地告诉他，让他看向他自己的肚脐。颈强直可能是脑膜炎的早期症状。**注意：** 如无发热，则往往是颈部肌肉酸痛所致。

颈部损伤

▶ 不管症状如何，和医生交流时请提示颈部损伤的可能，因为颈部损伤易损伤脊髓。

紫癜、瘀点、瘀斑

▶ 皮肤上出现紫色或血红色的点或斑时须重视，如同时出现发热，可能是血液严重感染迹象，按压时皮疹的颜色不会发生改变。病毒性皮疹按压可褪色。

注意：碰撞和擦伤所致皮肤颜色改变的原理与之不同。

小于 3 月龄的婴儿发热超过 38.0℃

▶ 新生儿和婴儿发热的治疗方法与大龄儿童发热的治疗方法不同。细菌感染在这个年龄段比较常见，而且病情会迅速恶化。发热是指直肠或前额温度达到 38.0℃ 或以上。所有 3 月龄以下的孩子发热，均须就医检查，确定病因是病毒感染还是细菌感染。

发热超过 40.6℃

▶ 发热提示感染，严重感染时既可能出现低热也可能出现高热。与发热相比，前面列出的所有症状都更能提示病情严重。研究表明，高热的时候才是有危险的，这意味着体温在 40.6℃ 以上。所以，如果孩子发热超过 40.0℃，请联系医生，这是一种安全的做法。

慢性病

▶ 大多数慢性病都有一些严重的并发症。如果孩子患有慢性病，须尽早了解并识别这些并发症。最易导致严重感染的情况是免疫系统缺陷，包括镰状细胞病、艾滋病、癌症和器官移植等。就医时请提前告知孩子的慢性病（如哮喘）情况。

第 57 章
疫苗接种反应

定义

▶ 对最近一次免疫接种（疫苗接种）的反应。

- 大多数是注射部位的反应（如疼痛、肿胀或发红）。

- 也可能出现全身反应（如发热或烦躁）。

▶ 涵盖了接种以下疫苗发生的反应。

- 水痘疫苗。

- 新冠疫苗。

- 白喉、破伤风和百日咳疫苗。

- 乙型流行性感冒嗜血杆菌疫苗。

- 甲型肝炎疫苗。

- 乙型肝炎疫苗。

- 人乳头状瘤病毒疫苗。

- 流行性感冒疫苗。

- 麻疹－流行性腮腺炎－风疹疫苗。

- 脑膜炎球菌疫苗。

- 脊髓灰质炎疫苗。

- 肺炎球菌疫苗。

- 轮状病毒疫苗。

- 卡介苗。

疫苗接种反应的症状

▶ **局部反应**：注射部位肿胀、发红和疼痛。这些症状常在注射后 24 小时内出现，持续 3~5 天。如接种白喉、破伤风和百日咳疫苗，可持续 7 天。

▶ **发热**：大多数疫苗接种反应引起的发热在 24 小时内出现，持续 1~2 天。

▶ **延迟反应**：接种麻疹－流行性腮腺炎－风疹疫苗及水痘疫苗后，会出现发热和皮疹。这些症状通常在接种后 1~4 周内出现。

▶ **过敏性休克：** 严重的过敏反应非常罕见，一般在接种后 20 分钟内出现，有时可能在 2 小时后发生，不过在接种疫苗现场，护士知道如何处理这些情况。

什么时候联系医生

如果有以下情况，请立即拨打" 120 "（孩子可能需要救护车）

▶ 呼吸或吞咽困难。

▶ 无法行动或极度虚弱。

▶ 无法唤醒。

▶ 家长认为孩子有危及生命的紧急情况。

如果有以下情况，请立即前往急诊

▶ 很难唤醒。

如果有以下情况，请立即联系医生（无论白天还是晚上）

▶ 12 周龄以下的孩子发热（**注意：** 就医之前不要给孩子使用任何退热药）。

▶ 发热超过 40.0℃。

▶ 接种疫苗后发热并有免疫缺陷（如镰状细胞病、艾滋病、癌症、器官移植或口服类固醇）。

▶ 哭声高亢，持续 1 小时以上。

▶ 不间断哭泣持续 3 小时以上。

▶ 接种轮状病毒疫苗后出现呕吐或严重哭闹。

▶ 孩子有病重表现。

▶ 家长认为孩子需要面诊医生且情况紧急。

如果有以下情况，请在 24 小时内联系医生

▶ 接种 48 小时后出现红肿或红色条纹。

▶ 接种点发红区域直径超过 7.6 cm。

▶ 发热持续 3 天以上。

▶ 退热 24 小时后再次发热。

▶ 接种麻疹疫苗引发的皮疹（接种后 6~12 天内出现）持续 4 天以上。

▶ 家长认为孩子需要看医生，但情况不紧急。

如果有以下情况，请在工作时间联系医生

▶ 发红区域直径超过 2.5 cm。

▶ 红肿或疼痛在接种 3 天后更严重。

▶ 接种疫苗后易激怒状态持续 3 天以上。

▶ 家长有其他问题或顾虑。

如果有以下情况，可以在家护理

▶ 正常免疫反应。

照护建议

常见免疫反应的治疗

❶ 疫苗接种反应的基本常识

■ 免疫接种（疫苗接种）可以保护孩子免于发生严重疾病。

■ 接种后接种处疼痛、发红和肿胀是正常表现。大多数症状在接种后 12 小时内出现，接种后 1 天内接种处发红及发热都是正常表现。

■ 所有这些反应都说明疫苗起效了。

■ 孩子的身体正在产生新的抗体，以预防疾病。

■ 这些症状大多只会持续 2~3 天。

■ 对于正常反应，如接种处发红或发热，没有必要就医。

❷ 疫苗接种反应：治疗

■ 接种部位轻微疼痛、肿胀和发红是正常表现，这意味着疫苗正在起作用。

■ **按摩：** 每天轻轻按摩接种部位 3 次或以上。

■ **热敷：** 如接种处疼痛或发红可用加热垫或温热的湿毛巾敷在患处 10 分钟，根据需要重复进行（**原因：** 热敷会增加该区域的血流量，也可根据个人需要

冷敷，但避免冰敷）。

■ **勿使用止痛药：**尽量不要给任何止痛药（**原因：**止痛药可能会降低人体正常的免疫反应）。用局部热敷代替，疼痛一般很少加重。

■ 接种部位荨麻疹：如接种处瘙痒，可涂抹 1% 氢化可的松乳膏（如可的松）。无须开处方，根据需要每日使用 2 次。

❸ 接种疫苗后发热：治疗

■ 接种疫苗后发热是正常的，而且可能是有益的（**原因：**发热会增强人体免疫力）。

■ 大多数疫苗导致的发热在接种后 12 小时内开始，持续 1~2 天。

■ 对于轻度发热（37.8~39.0℃），无须使用退热药（**原因：**退热药可能会降低机体正常免疫反应）。

■ 对于超过 39.0℃ 的发热，可服用退热药来缓解不适，可使用对乙酰氨基酚。

■ **补充液体：**鼓励摄入大量凉的液体（**原因：**防止脱水），补充液体也有助于降低高热。如果孩子小于 6 月龄，只给配方奶或母乳。

■ **衣服：**穿正常衣服即可，对于颤抖或打寒战的孩子，可使用毯子包裹直至症状消失。

❹ 疫苗接种反应的全身症状

■ 所有疫苗接种都可能导致孩子轻微烦躁、哭闹和睡眠不佳，这通常由接种部位疼痛引起。

■ 有些孩子睡眠较平时增多，食欲和活动水平下降也较常见。

■ 这些是正常症状，不需要任何治疗。

■ 通常会在 24~48 小时内消失。

❺ 如果有以下情况，请联系医生

■ 接种 2 天后接种部位开始发红。

■ 发红区域直径超过 5.1 cm。

■ 接种处疼痛或发红 3 天后加重（或持续 7 天以上）。

■ 接种后 2 天开始发热（或发热持续 3 天以上）。

■ 孩子病情加重。

■ 家长认为孩子需要就医。

特异性免疫反应

❶ 水痘疫苗

- 约 20% 的儿童接种部位会出现疼痛或肿胀 1~2 天。
- **轻度发热：**约 10% 儿童接种后 14~28 天出现发热，持续 1~3 天。发热超过 39.0℃ 时服用对乙酰氨基酚或布洛芬。
- 如孩子在接种水痘疫苗后出现发热、疼痛，接种后 6 周内请勿服用阿司匹林（**原因：**有患瑞氏综合征的风险，这是一种罕见但严重的脑部疾病）。
- 约 3% 的儿童接种部位出现水痘样皮疹（通常为 2 个红色肿块）。
- 约 4% 的儿童全身出现水痘样皮疹（通常为 5 个红色肿块）。
- 这种轻微的皮疹在接种后 5~26 天开始出现，大多数情况下持续数天后消失。
- 出现皮疹的孩子可以继续上学（**原因：**接种水痘疫苗引发的皮疹不会传染给他人）。
- **例外：**如红色的肿块会排出液体且遍布全身，请勿上学（**原因：**可能是水痘病毒感染所致）。
- **注意：**如接种水痘疫苗引发的皮疹含有液体，可用纱布覆盖，亦可使用绷带（如创可贴）覆盖。

❷ 新冠疫苗

- **接种部位反应：**8 小时内开始出现疼痛和压痛（约 90% 的患者）。其他接种部位反应包括肿胀（约 10%）、皮肤发红（约 5%），这些症状通常持续 1~3 天。
- **全身症状：**发热（约 15%）、怕冷（约 40%）、乏力（约 70%）、肌肉酸痛（约 50%）和头痛（约 60%）。症状一般在接种后 24 小时左右开始出现，通常持续 1 天，有时 2 天。
- **两剂疫苗：**第二剂疫苗接种后症状更普遍，症状如前。
- **一剂疫苗：**副作用相同，但症状发生频率较低。
- 该疫苗不会导致任何呼吸系统症状，例如咳嗽、流鼻涕或呼吸短促。
- 接种疫苗不会导致感染新冠肺炎（**理由：**疫苗中的冠状病毒已灭活）。
- 疫苗严重过敏反应非常罕见。

❸ 白喉、破伤风和百日咳疫苗（DTaP）

- 可能发生以下无害反应。

- 接种部位疼痛、压痛、肿胀和发红是主要的副作用（约 25%），通常在接种后 12 小时内开始。接种后 1 天内出现发红和发热是正常现象，症状可持续 3~7 天。
- 发热（约 25%），持续 24~48 小时。
- 轻度嗜睡（约 30%）、烦躁不安（约 30%）或食欲不振（约 10%），持续 24~48 小时。
- DTaP 疫苗接种后，可能会出现直径在 10 cm 以上的肿胀。通常发红的面积较小。一般发生在接种第四或第五剂后（约 5%）。大多数儿童仍然可以正常地活动腿或手臂，但走路可能跛脚。
- 大腿或上臂可能在第 3 天（约 60%）至第 7 天（约 90%）出现肿胀，无须治疗，可自行恢复。
- 这些症状并非过敏反应，未来 DTaP 疫苗接种将更加安全。

❹ 乙型流行性感冒嗜血杆菌疫苗

- 无严重反应报告。
- 只有约 2% 的儿童出现接种部位疼痛或轻度发热。

❺ 甲型肝炎疫苗

- 无严重反应报告。
- 约 20% 儿童出现接种部位疼痛。
- 约 10% 的儿童出现食欲不振。
- 约 5% 的儿童出现头痛。
- 大多数情况下，无发热。
- 以上症状最多持续 1~2 天。

❻ 乙型肝炎疫苗

- 没有严重反应报告。
- 约 30% 儿童出现接种部位疼痛。
- 约 3% 儿童出现轻度发热。
- 疫苗引起的发热很少见。任何小于 2 月龄的婴儿接种后出现发热，均应由医生进行检查。

❼ 人乳头状瘤病毒疫苗

- 没有严重反应报告。
- 约 90% 儿童接种部位疼痛数日。
- 约 50% 儿童接种部位轻度红肿。
- 约 10% 儿童发热超过 38.0℃，约 2% 儿童发热超过 39.0℃。
- 约 30% 儿童出现头痛。

❽ 流行性感冒疫苗

- 约 10% 儿童 6~8 小时内接种部位出现疼痛、压痛或肿胀。
- 约 20% 儿童出现低于 39.5℃ 的中度发热，主要发生在幼儿身上。
- **鼻用流行性感冒疫苗：** 鼻塞、流鼻涕及轻度发热。

❾ 麻疹疫苗

- 麻疹疫苗可引起发热（约 10%）或皮疹（约 5%），通常发生在接种后 6~12 天。
- 约 10% 儿童出现低于 39.5℃ 的发热，持续 2~3 天。
- 躯干上出现轻度的粉红色皮疹，持续 2~3 天。
- 皮疹无传染性，无须治疗，孩子可正常上学。
- **如有以下情况，请联系医生。**
  - 皮疹处变为血斑。
  - 皮疹持续 3 天以上。

❿ 腮腺炎 - 风疹疫苗

- 没有严重反应报告。
- 接种处有时出现疼痛。

⓫ 脑膜炎球菌疫苗

- 没有严重反应报告。
- 约 50% 儿童接种部位疼痛 1~2 天，约 15% 儿童手臂活动受限。
- 约 5% 儿童出现轻度发热，约 40% 出现头痛，约 20% 出现关节痛。
- 疫苗不会引起脑膜炎。

⑫ 脊髓灰质炎疫苗

■ 注射脊髓灰质炎疫苗有时会引起肌肉酸痛。在美国，口服脊髓灰质炎疫苗已不再使用。

⑬ 肺炎球菌疫苗

■ 没有严重反应报告。
■ 约 20% 儿童出现接种部位疼痛、压痛、肿胀或发红。
■ 约 15% 儿童出现轻度（低于 39.0℃）发热，持续 1~2 天。

⑭ 轮状病毒疫苗

■ 口服疫苗无严重反应报告。
■ 约 3% 的儿童出现轻度腹泻或呕吐，持续 1~2 天。
■ 无发热。
■ 罕见的严重反应：肠套叠风险为十万分之一（美国疾病控制与预防中心），表现为呕吐或严重哭闹。

⑮ 卡介苗（预防结核病）

■ 应用于高风险人群或国家以预防结核病，在美国和加拿大大部分地区都不再使用（**注意**：这与前臂皮试不同）。
■ 卡介苗接种于右肩部。
■ **接种年龄**：主要应用于婴幼儿。
■ **正常反应**：接种后 6~8 周接种处形成水疱，并排出淡黄色液体，之后水疱愈合，留下疤痕。疤痕提示卡介苗接种。
■ **异常反应**：不到 1% 的患者在肩关节或腋下出现脓肿（感染性肿块）。
■ **如有以下情况，请联系医生**
　- 水疱变成大红肿块。
　- 腋窝淋巴结变大。

　　记住，如果孩子出现上述"联系医生"中的任一情况，请及时联系医生。

药物剂量表

对乙酰氨基酚剂量表：止痛药或退热药（如泰诺林）

儿童体重（磅）	用量				
	婴儿滴剂 32 mg/mL	儿童混悬液 32 mg/mL	儿童咀嚼片 160 mg/片	成人药片 325 mg/片	成人药片 500 mg/片
6~11	1.25	1.25	—	—	—
12~17	2.5	2.5	—	—	—
18~23	3.75	3.75	—	—	—
24~35	5	5	1	—	—
36~47	—	7.5	1½	—	—
48~59	—	10	2	1	—
60~71	—	12.5	2½	1	—
72~95	—	15	3	1½	1
96 以上	—	20	4	2	1

*1 磅 ≈ 0.45 千克。

备注

品牌： 泰诺林或药店其他品牌。

剂量： 根据孩子的体重，按照不同产品确定剂量。

- 成人剂量：500~650 mg。
- 成人每日最大剂量：24 小时内 3000 mg。

测量剂量： 使用厂家随带的注射器或滴管，如果没有，可在药店买一个药物注射器。也可使用茶匙测量。**原因：** 普通勺子测量不准确。**请记住：** 1 茶匙 =5 mL。

使用频率： 根据需要，每 4~6 小时使用 1 次，一天给药不要超过 5 次。

年龄限制： 小于 12 周龄的孩子请勿随意使用，必要时遵医嘱。**原因：** 12 周龄以内的孩子发热，须尽快联系医生。

注意事项： 不要同时使用对乙酰氨基酚和布洛芬。**原因：** 同时使用两种药物没有好处，且有给药过量的风险。**例外：** 如医生告知须同时服用。

布洛芬剂量表：止痛药或退热药（如美林）

儿童体重（磅）	用量				
	婴儿滴剂 50 mg/1.25 mL	儿童混悬液 100 mg/5 mL	儿童咀嚼片 100 mg/ 片	儿童药片 100 mg/ 片	成人药片 200 mg/ 片
12~17	1.25	—	—	—	—
18~23	1.875	—	—	—	—
24~35	2.5	5	1	—	—
36~47	3.75	7.5	1½	—	—
48~59	—	10	2	2	1
60~71	—	12.5	2½	2	1
72~95	—	15	3	3	1½
96 以上	—	20	4	4	2

*1 磅 ≈ 0.45 千克。

备注

产品名称： 美林或其他品牌。

剂量： 根据孩子的体重，按照不同产品确定剂量。

– 成人剂量：400 mg。

– 成人每日最大剂量：24 小时内 1200 mg（医务人员指导除外）。

测量剂量： 使用厂家随带的注射器或滴管，如果没有，可在药店买一个药物注射器。也可使用茶匙测量。**原因：** 普通勺子测量不准确。**请记住：** 1 茶匙 =5 mL。

使用频率： 根据需要，每 6~8 小时使用 1 次，一天不要超过 3 次。

年龄限制： 小于 6 月龄孩子请勿随意使用，必要时遵医嘱。**原因：** 12 周龄以内的孩子的任何发热，须联系医生。此外，美国食品药品监督管理局尚未批准布洛芬用于 6 月龄以内的婴儿。

注意事项： 不要同时使用对乙酰氨基酚和布洛芬。**原因：** 同时使用两种药物没有好处，且有给药过量的风险。**例外：** 如医生告知须同时服用。

苯海拉明剂量表：过敏或荨麻疹

儿童体重（磅）	用量			
	混悬液 12.5 mg/5 mL	咀嚼片 12.5 mg/片	成人药片 25 mg/片	成人胶囊 25 mg/胶囊
20~24	4	—	—	—
25~37	5	1	½	—
38~49	7.5	1½	½	—
50~99	10	2	1	1
100 以上	—	4	2	2

*1 磅 ≈ 0.45 千克。

备注

产品名称： 苯海拉明或其他品牌。使用只含一种药物的抗过敏产品，避免使用治疗鼻塞的抗过敏药物。

剂量： 根据孩子的体重，按照不同产品确定剂量。成人剂量为 50 mg。

测量剂量： 使用厂家随带的注射器或滴管，如果没有，可在药店买一个药物注射器。也可使用茶匙测量。**原因：** 普通勺子测量不准确。**请记住：** 1 茶匙 =5 mL。

使用频率： 根据需要，每 6~8 小时使用 1 次。

年龄限制： 用于治疗过敏时，1 岁以内孩子请勿使用，除非遵医嘱（**原因：** 它会使多数孩子嗜睡）。用于治疗感冒时，不建议任何年龄段的孩子使用（**原因：** 未被证实有效）。

索引